编著 ◎ 唐宋

唐宋

中医基础理论

讲稿

U0200255

学苑出版社

图书在版编目（CIP）数据

唐宋中医基础理论讲稿/唐宋编著 . —北京：学苑出版社，2018.9
ISBN 978 - 7 - 5077 - 5524 - 4

Ⅰ.①唐…　Ⅱ.①唐…　Ⅲ.①中医医学基础　Ⅳ.①R22
中国版本图书馆 CIP 数据核字（2018）第 168955 号

责任编辑：黄小龙
出版发行：学苑出版社
社　　　址：北京市丰台区南方庄 2 号院 1 号楼
邮政编码：100079
网　　　址：www. book001. com
电子邮箱：xueyuanpress@ 163. com
销售电话：010 - 67601101（销售部）67603091（总编室）
印　刷　厂：北京画中画印刷有限公司
开本尺寸：787 × 1092　1/16
印　　　张：13
字　　　数：255 千字
版　　　次：2018 年 9 月第 1 版
印　　　次：2018 年 9 月第 1 次印刷
定　　　价：68.00 元

自序

　　我从 1972 年开始讲授中医基础理论课，当时叫《中医学基础》，其内容和后来的《中医基础理论》讲义不太一样，并包含有中医诊断学的部分内容，如四诊、八纲等。后来遵照毛主席"教材要彻底改革"的指示，为适应中医药教育革命发展的需要，1973 年 6 月国家组织了全国中医学院教育革命经验交流学习班。学习班经协商确定由北京、上海、广东、江苏、成都、湖北、辽宁、江西等 22 所中医学院分工协作，集体编写了《中医学基础》《中药学》《方剂学》《内科学》《外伤科学》《妇产科学》《儿科学》《五官科学》等 18 种中医学院试用教材。编写单位的同志们认真负责，及时召开了各科教材协作编写会议，总结了中医院校教材改革的经验、教训，努力使教材内容做到理论和实践的统一，革命性和科学性的统一。编写团队采取了领导、教师、学生三结合的编写方法，在保持中医学理论的系统性和辨证论治、理法方药的完整性的同时，介绍了一定的现代医学基本知识和技能，并注意切合中医学院培养人才的需要。1974 年《中医学基础》试用教材出版了，内容包括绪论、阴阳学说、脏腑、气血津液、经络、病因病理、诊法、辨证和治则 8 个章节。此次编写的试用教材还不能完全适应教育改革形势发展的需要，后来以此为蓝本，并参考 1977 年由北京中医学院牵头主编的《中医学基础》教材，重新进行了修订，在内容上增加了部分古代医学原文，充实了病机分析，为便于教学，删除了"常见症状鉴别诊断"一节，将结合临床实际的内容充实于有关章节，于 1978 年 5 月又再次出版了《中医学基础》教材。

　　由国家组织编写并审定的高等中医院校教材从初版开始，其间进行了多次修改和再版，对系统整理中医药理论、稳定教学秩序和提高教学质量起到了很好的作用。但随着中医教学的不断发展，原有教材也不能满足并适应当前教学、临床和科研工作的需要。为了提高教材质量，促进高等中医药教育事业的发展，卫生部（现国家卫生健康委员会）于 1982 年 10 月在南京召开了全国高等中医院校中医药教材编审会议。首次成立了全国高等中医药教材编审委员会，建立了 32 门学科教材编审小组，根据新修订的中医、中药等各专业的教学计划修订了各科教学大纲，并编写了一套新的教材。在各门教材的编写过程中，贯彻了 1982 年 4 月卫生部在衡阳召开的"全国中医医院和高等中医教育工作会议"的精神，汲取了前几版教材的长处，综合了各地中医院校教学人员的意见，尽量减少各学科间教材内容不必要的重复和某些脱节。

这套教材有《医古文》《中国医学史》《中医基础理论》等 32 门，从此《中医学基础》就更名为《中医基础理论》了。后来内容虽然在不断修订，但大多只是章节上的调动、题目上的位置变化而已。所以，在我 2000 年退休以前使用的《中医基础理论讲稿》，就是这样根据多次《中医基础理论》讲义的改革、变化，并结合自己多年来的讲课经验和体会，而不断修改、提炼而形成相对稳定的、各专业和各层次都能使用的讲稿——《唐宋中医基础理论讲稿》。

数十年来，我用此讲稿讲授了不同的专业和层次的课程。讲授的专业有中医、中药、针灸、骨伤和中西医结合等，讲授的层次有专科、本科、研究生、西学中班和中基师资进修班等。由于专业不同、层次不同，学时的多少不同，学生的学习目的、要求也不同，我在讲课时会酌情增减其内容，但基本内容和重点章节并没有太大的变化。

用此讲稿授课，学生的反映普遍较好。他们认为讲授内容易懂、易记、比较全面。有些中基师资班的同学把我的讲课笔记和录音进一步整理成讲义，回原单位后继续教学使用。西学中的同学们反映也很好，如 1977 年我在原北京军区总医院讲课时，多数同学都是主治医师以上的临床医生，他们的反应是：本来在西学中期间准备抽出时间复习复习外语，以便将来晋职考试之用，后来听了我讲授的《中医学基础》，觉得内容丰富多彩，并能听得懂、记得住、学进去，况且这些理论对于搞临床实用价值很大，因此他们放弃了复习外语的想法，认认真真地学习了中医药理论知识。

今天出版的《唐宋中医基础理论讲稿》是我耕耘 30 年心血的结晶。其中的每一个章节、每一个段落、每一个问题都是我根据教学大纲要求，通过不断学习、理解、修改、整理后而写成的。大部分内容都有着眼点、复习题和课后小结，为便于记忆，有些讲稿还编写了歌诀让学生背诵。

虽然如此，讲稿中的内容与当前高校通用版本可能有很多不同之处，从发展的角度上看，此讲稿可能要落后于形势，落后于中医教育发展的需要。如教学方法，主要是课堂上讲，比较单纯；教学手段也比较单一，缺乏多媒体的教学方法。我之所以要整理出版这本讲稿，是因为此稿对广大中青年教师大有裨益，可望缩短他们的备课时间，充实他们的讲课内容；对中医院校学生能帮助其理解、记忆，起到少记笔记的作用；对西学中的学生也是一条学习中医的捷径；对自学中医、爱好中医的读者也具有很好的实用价值。由于讲稿是在 2000 年以前使用的，书中的缺点错误在所难免，尚望同行专家、教师、医师、学生批评指正，并多提宝贵意见。此稿的整理、出版也得到了学校、医院领导和唐宋名医工作室的大力支持，在此我谨表示衷心的感谢。

河南中医药大学　唐宋
2018 年 3 月

目　录

第十章　教学体会和中医基础理论探讨 / 141

第一章 绪 论

一是了解祖国医学理论体系的发展概况。

二是明确四大经典和金元四大家的学术思想。

三是掌握中医学的基本特点。

中国医药学有数千年的历史，是我国劳动人民创造的优秀文化遗产之一，是人们与疾病做斗争的经验总结。它对我国人民的身体健康和中华民族的繁衍昌盛起到了巨大的作用，对世界医药科学的丰富和发展也产生了很大的影响。1958 年毛泽东主席提出中医药是一个伟大的宝库，应当努力发掘加以提高。

祖国医学是以总体观念为主导思想，以脏腑经络学说为理论核心，以辨证论治为诊疗特点的一门医学。直到今天，中医中药仍然有效地指导着中医的临床实践，是保障人民身体健康的重要因素之一。总之，中医药有着悠久的历史，丰富的内容，系统的理论，它是伴随着医疗实践而发展起来的。

一、中国医药学发展概况

追溯祖国医学的起源是非常悠久的，它是在漫长的古代，我们的祖先在生产劳动和生活实践中跟自然灾害、飞禽猛兽、各种疾病做斗争的过程中而形成的。

远在三千年前的商代甲骨文中，就有了疾病和医药卫生的记载。在周代就分科了，如分食医（营养医）、疾医（内科）、疡医（外科）、兽医四科。

譬如在原始社会，人们在寻找和识别食物能食与否的过程中，就发现了草药，故有"神农尝百草，一日而遇七十药"之说，这就是草药的起源。人们在生产劳动中，肢体某一个部位受伤，按压某个穴位恰巧又能解除这个部位的病痛，实际上这就是针灸疗法的起源（砭石→石针→针灸疗法）。

总而言之，中医中药不是什么鬼神创造的，而是起源于劳动，发展于实践。

（一）中医理论体系的形成和发展

1.《黄帝内经》

中医的基础理论非常丰富，据统计我国现存的古代医籍数万种以上。比较系统的，现存最早的医籍当数《黄帝内经》一书，故要重点谈一下。

（1）产生：我国从原始社会发展至春秋战国时期，也是奴隶主社会没落，封建社会初兴的时期（公元前770年—公元前221年）。那时社会正处在急剧变革的时代，也是新生产关系确立，朴素的唯物论和自发的辩证思想广泛盛行时期，政治、经济、文化、显著活跃，相应地促进了祖国医学的发展，从而逐步产生了比较系统的医学理论，出现了我国现存医学文献中最早的一部医书——《黄帝内经》，亦即现在我们所讲的《中医基础理论》的前身。

（2）名称：该书的全名叫《黄帝内经》（下文简称《内经》），包括《素问》《灵枢》两大部分，各九卷八十一篇。其名首见于《汉书·艺文志》。

①《内经》的取名

张景岳说："内存性命之道，经存载道之书。"记载性命生死道理的医书而故名《内经》。吴琨："主内阴阳谓之内，万世家法谓之经。"这亦是根据记载生命道理的经典而命名的。

②《素问》的取名

张介宾谓："平素言讲的学问，是谓素问。"

吴琨说："平素讲求，谓之素问。"

金元起（第一个解释《内经》的人）："素存本也；问存黄帝问岐伯也。"

其实总的来说，问即讲述讨论；素即人体生理病理基本情况。

③《灵枢》的取名

《灵枢》亦称针经，写蔚说："灵乃至神至玄之称，枢乃门户阖辟所系。"灵枢即是医学中的奥妙枢机。

内经，托名于黄帝，实际不是黄帝所著。托名古圣人之名，是秦汉学者的风气，借此提高自己学说的地位，以便取信于人。其实该书既非记述一时之言，亦非出于一人之手，而是汇集了先秦时期各科医学著作的内容，亦有秦汉时人的增补。（有人讲《内经》成书大约在战国时期，定形于西汉，成书地点可能在秦国，说法不一）

（3）内容：内经是研究人体生理机能和病理变化的经典著作，阐述了人体生理机制、病理、病因、诊断、治则及其预防措施的一系列问题，相当于现代医学的生理解剖学、病因病理学和诊断学的内容。

（4）价值

①总结了春秋战国时期人们与疾病做斗争的宝贵经验；

②用朴素的唯物主义观点论述了人体的生理病理，使我国医学摆脱了巫术迷信的束缚，战胜了形而上学的唯心论。

③奠定了中国医药学的理论基础，是中医四大经典之一。

④提出了心主血脉的理论，比英国哈维在 1628 年提出血液循环学说的理论早一千多年。

总之，《内经》是各科的基础理论，是学习中医的必读、首读之书，故后人称该书为"医家之栋梁"、"医家之宗"。

2.《伤寒杂病论》

《伤寒杂病论》是东汉末年（公元 2 至 3 世纪）张仲景在熟读内经的基础上结合自己的医疗经验而写成的。进一步总结了前人的临床经验和医学成就，它是中医学辨证论治而又自成体系的经典著作，强化以六经论伤寒，脏腑论疾病的方法。系统论述了外感疾病和内伤杂病，为临床医学的发展打下了良好的基础，故后世称该书为"众方之祖""辨证之纲"，称仲景为"医中之圣"。

3. 华佗的贡献

华佗，字元化，安徽亳县人（生在公元 2 世纪），是东汉和三国时期的人，对内外妇儿均见长，是一个淡泊名利，不图做官，闻病登门的民间医生。他发明了中药麻醉剂——麻沸散。是世界上第一个发明麻醉剂的人，比外国早 1600 年，故华佗有"外科始祖"之称。他倡导"五禽戏"，是体育与卫生相结合科学防病的第一个提出者。

其著作大部分丢失了，唯遗有《中藏经》。

4. 金元四大家

历史发展到了金元时期（公元 12 至 14 世纪），我国的科学文化又有了大的飞跃，医家学术上出现了四大学派。他们根据个人的临床经验，从不同角度，提出各自的独到学术见解，极大地丰富了祖国医学的理论和治疗内容。

刘河间（守真/完素）→寒凉派（去火派）→强调泻火→理论是"六气皆从火化"→代表著作是《宣明论方》《素问病机气宜保命集》等。

张子和（从正/戴人）→攻下派→主张攻下→理论是"邪去则正安，不可畏攻以养病"→代表著作是《儒门事亲》。

李东垣（明之/李杲）→温补派→重视脾胃→理论是"土为万物之母，后天之本"→代表著作是《脾胃论》《兰室秘藏》《内外伤辨惑感》等。

朱丹溪（彦修/震亨）→滋阴派→提倡滋阴→理论是"阳常有余，阴常不足"→代表著作是《丹溪心法》《格致余论》等。

5. 温病四大家

历史发展到明清时期（公元 17 至 19 世纪）随着医学的发展疾病和治法本来就在变化。疫病（传染病，流行病）大流行，一些具有革新思想的医家面对现实，在与传染病做斗争的过程中以《内经》《难经》《伤寒杂病论》等理论指导创立了温病学说。对温病的认识和治疗积累了大量经验，逐渐产生了"卫气营血"和"三焦"辨证的理论，从而更加完善了祖国医学辨证施治理论体系。

（二）药物的发展

古人在劳动和生活实践中，自从发现植物、动物和矿物对疾病有治疗的作用以后，经过长期地反复临床实践和验证，写出了不少论述药物性能、功用的专书，后人常用的有以下几本著作。

1. 神农本草经的产生：该书大约是在东汉时代以前，公元 2 世纪产生的，是我国现存最早的药物学专著，冠称神农是后人的托名。该书共载药 365 种，其中植物药 250 种，动物药 67 种，矿物药 48 种，书中还提到了 170 余种病证名称。该书记药分上、中、下三品，上品 120 种，无毒；中品 120 种，有小毒；下品 125 种，有剧毒。

2.《雷公炮制论》的出现：公元 4 至 5 世纪，到了南朝刘宋时期，药物的炮制方法有很大的提高，出现了专门论述药物加工制作的书——《雷公炮制论》（雷敩所著）。后来药物的加工炮制都是在此书的基础上发展起来的。

3.《本草纲目》的问世：到了明代，随着社会的变革（公元 1552 年），药物品种的增加，除动植物药品外，矿物药和化学制剂亦有一定的发展和提高。伟大的医学家李时珍在长期实践的基础上写成了闻名世界的药物巨著《本草纲目》。该书记载药物 1892 种，全书有 18.4 万字，52 卷，16 纲，62 目，绘图 11160 幅，附方 11000 个。李氏参考了 800 多种书，前后易稿 3 次，历时 27 年，才告完成。1596 年刊行之后，不久（17 世纪初）即传到国外，先后译成韩、日、拉丁、英、法、俄、德等多种文字，对当时世界医学和科学技术的发展，起到了很大的促进作用，从而成为世界上比较著名的药物学巨著。

此外，公元 1765 年，清代赵学敏广泛搜集群众中流传的许多单方、草药，写成了《本草纲目拾遗》，又增加了本草纲目未收之新药 716 种，大大地丰富了药物学内容。

（三）预防医学方面

关于预防为主、防重于治的观点，古代中医书籍中也早有记载，如洗涤沐浴，饮食清洁，打扫卫生和除虫方法等等，这些便是古代防病知识的论述。

特别是值得提出的是在明代，我国就发明了"人痘接种法"以预防天花，这是世界上应用免疫法的先驱。此法后来陆续传至日本、朝鲜、俄国、土耳其和英国等数十个国家，现在用的"牛痘接种法"即是在此基础上发展起来的。

综上所述，我国医和药的发展有着光辉的历程，悠久的历史，医学家和医学名著繁多。据统计我国现存古老医籍有 8000 种以上，10 万多册。正如毛主席所说的："我认为中国对世界上的大贡献，中医是其中的一项。""中国医药学是一个伟大的宝库，应当努力发掘加以提高。"

二、中医学理论体系中的唯物辩证观

中医学和其他自然科学一样，是在哲学的支配之下发展起来的，由于它是在长期医疗实践基础上形成的，受古代唯物论和辩证法思想的影响，因而它的理论体系，包涵着丰富的唯物主义观点和辩证法思想。

（一）唯物观——承认世界和人的物质性

中医学认为，宇宙间充满着无数的物质，世界是由很多物质组成的。而人是万物之一，也是由物质组成，而且人是万物之灵。例如《素问·宝命全形论》就有："天覆地载，万物悉备，莫贵于人"的记载。

1. 中医学认为人之形体也都是以精为基本物质组成的。早在《灵枢·金匮真言论》中就有"精者，身之本也"的记载。这种"精气"学说，就是承认人体是由精气等物质构成的。其实这就是唯物主义的思想，从而有力地驳斥了天命鬼神论的观点。

至于形体与精神的关系问题，古人也早有认识。譬如《灵枢·平人绝谷》说："神者，水谷之精气也。"李时珍又指出"脑为元神之府"等，这不仅说明了精气是精神活动的物质基础，而且也论证了精神活动与大脑的关系。

2. 它还认识到疾病的产生是正邪斗争，正不胜邪，机体内在环境的稳定和平衡被破坏而造成的。所以，《素问·遗篇·刺法论》说"正气存内，邪不可干"；《素问·评热病论》说："邪之所凑，其气必虚"。这种内因决定外因也是符合哲学观点的。

3. 它还指出疾病不仅可以认识，而且也是可治可防的。《灵枢·九针十二原》说："言不可治者，未得其术也。"

（二）辩证观——承认事物的运动性和关系性

1. 认识到世间一切事物都不是静止的，是在不断的运动变化之中。《素问·六微旨大论》说："夫物之生从于化，物之极，由乎变，变化之相薄，成败之所由也。"

2. 认识到人与自然和人体各个组织器官都是共同处在一个统一体中，从而确立了整体观念的辩证思想。《医门法律》说："凡治病，不察五方风气，衣食居处各不相同，一概施治药不中窍，医之过也。"

3. 承认疾病的阶段性和患者个体的特异性。这主要体现在因人、因地、因时施治，如"同病异治，异病同治"的治疗方法。这就是辩证法思想的体现。

综上所述，中医理论能用当时的科学原理——朴素的唯物论和辩证法思想来解释人类生命起源、疾病成因、防病治病，不仅有医学价值，而且在哲学方面也有贡献。这也是中医能够延续到今天的主要原因之一。

但需要说明的是，中医学中的唯物论和辩证法，限于当时的历史条件，只能是朴素的、自发的，存在着笼统和直观的历史弱点，因而不能完全解释宇宙，也不能深刻地揭示复杂的生命现象和病理现象。只有用马克思主义的唯物辩证法为指导思想，用现代的科学方法对中医学进行整理和研究，才能更接近于客观真理，使其有效地运用到实践中去，为人类的保健和强盛做出更大的贡献。

三、中医学的基本特点

中医学对人体的生理、病理、诊断、治疗等方面的看法有很多独到之处。但概括起来不外乎以下两大特点：一是整体观念，二是辨证论治，下边分别叙述之。

（一）整体观念

所谓整体观念即人体内外环境的统一性和机体自身的整体性。

1. 人体本身是一个有机的整体

中医学认为人体是由若干个脏器组织联系在一起所构成的有机整体，每一个脏器的生理作用，都是整体活动的组成部分。它们结构上不可分割，生理上相互联系，病理上相互影响，其联系的中心是五脏，各脏器之间的联系通过经络的联络，精、气、血、津液的作用而实现。若发生病变时，脏可以影响到腑，腑可以牵制到脏，内脏病可反映于体表，体表疾患也可循经波及内脏。

例如肝脏有病，可以影响到胆，也可以牵制到目，胆囊病又可波及肝和目。心经有热，小肠有火，则见口舌糜烂。所以口舌糜烂可以用清心泻火的方法治疗，暴发火眼，可用清肝的方法治之。

2. 人和自然存在着对立统一的关系

人类生活在自然界。自然界存在着人类赖以生存的必要条件，如空气、饮食等，相反，自然界的运动变化，又常常直接或间接地影响着人体，所以人体受自然界影响以后，也必然相应地发生正常的生理调节或异常的病理反映。如《素问·六节藏象论》："天食人以五气，地食人以五味。"《灵枢·邪客》："人与天地相应也。"

例如：气候正常时，人通过各种感受器官和外界自然环境接触，体内通过自然调节机能，可以保持着人与自然环境的适应性。如南方湿热，北方燥寒，南方人耐热，北方人耐寒，高原地区的人对空气稀薄的气候，有较好的适应能力。这都是机体对气候适应的结果。

当气候反常时，气候环境超越了人体正常的生理调节范围，人与自然的统一性受到破坏，就会发生疾病。中医把风、寒、暑、湿、燥、火等称为外邪或"六淫"，把它们看成是致病因素，其原因就在于此。

不病的原因：气候异常而不病，这就要看人体正气的强与弱了。若正气强盛，抗邪力强的人，则邪气不能侵袭机体；相反，正气不足，抗邪力弱的人，就容易被邪气侵犯而为病。

如《素问·遗篇·刺法论》："正气存内，邪不可干。"《素问·评热病论》："邪之所凑，其气必虚。"《灵枢·百病始生》："风雨寒暑，不得虚，故邪不能独伤人。"

总之，人类不仅能被动地适应自然，更能主动地改造自然和自然做斗争，以提高健康水平，减少疾病的发生。

（二）辨证论治

1. 何谓辨证论治？辨证论治包括辨证和论治两个方面，它是中医治病的基本法则，是理论与实践相结合的体现。所谓辨证，即是分析、辨别、认识疾病的证候。所谓论治，又叫施治，即是根据辨证的结果确立治法。

2. 辨证与论治的关系：辨证论治既不是"对症疗法"，亦不是"辨病治疗"，而是根据四诊八纲，脏腑辨证等做出判断，进行综合分析，将病变原因、部位、性质、抗病邪能力的强与弱加以概括，拟定出合理的治疗原则，施以相应的治疗措施。这一诊断治疗过程就叫辨证论治。

总之，辨证是论治的前提，论治是辨证的目的。辨证是决定治疗的依据，论治是治疗疾病的方法。

3. 何谓同病异治，异病同治？一种疾病由于发病时间、地区、以及患者的机体反应性不同，在不同的发展阶段，可以出现不同的证候，因而治法也不同，这就叫同病异治；不同的疾病在发展过程中，可见到同一性质的证候，但治法可以一样，这叫异病同治。

（1）例如感冒：暑季感冒，宜芳香化浊，清暑祛湿；秋冬感冒，宜辛温解表，疏散风寒。南方人患感冒，宜少用升散，助以养阴；北方人患感冒，宜重用发散温热之品。素体虚弱者感冒，宜解表助以补气；素体强实者感冒，宜纯用解表发汗药，以上这几种情况叫同病异治。

（2）中气下陷证：如痢疾、脱肛、阴挺、胃下垂等病，如果均有中气下陷证候，宜升提中气，方用补中益气汤。此种情况即谓异病同治。

总之，中医治病不对病，而对证，证同治亦同，证异治亦异。

综上所述，中医学对人体与疾病产生、诊断、防治上的认识有以下几点。

1. 对人体的看法：认为是人体是一个有机的整体，并且与自然界存在着对立统一的关系；

2. 对疾病的发生：中医学认为是阴阳失调，邪正斗争，正不胜邪的结果，但内因起决定作用；

3. 对疾病的诊断：强调四诊八纲合参，全面地综合的分析；

4. 在疾病的预防上：主要是"不治已病，治未病"，防重于治，提倡摄生。

5. 在疾病的治疗上：重视辨证论治，治病求本，因人、因时、因地制宜。

四、为创立我国统一的新医药学而奋斗

（一）党中央的重视

党中央历来就非常关怀劳动人民的健康，十分重视人民卫生事业的发展，为卫生事业制定了一整套的路线、方针和政策。

早在工农红军时期就提出"用中西两法治疗"疾病，为革命战争服务。

建国初期又发出了"团结所有中西各阶层医药卫生工作人员，组成巩固的统一战线，为开展伟大的人民卫生工作而奋斗"的伟大号召。

1958 年毛主席又明确提出："中国医药学是一伟大的宝库，应当努力发掘，加以提高。"

特别是在中医中药方面，1949 年以来，党和政府更为重视，不仅制定了中医政策，而且采取了各种措施充分发挥中医中药的作用，开办中医药学校。培养中医药人才，建立中医药研究机构，开展中医药研究工作，号召西医学习中医，对部分疑难病运用中西医相结合进行治疗，使濒于绝境的祖国医药学犹如枯木逢春，新枝吐艳，获得了新生，焕发了青春，显示了蓬勃向上的朝气。

（二）我们应持的态度

中医药学虽然是一个伟大的宝库，但也存在很多不足之处，故要求同学们在继承和发扬的同时，必须用唯物辩证法对中医理论进行一番去粗存精，去伪存真，吸取精华，弃其糟粕，为创造我国统一的新医药学贡献出我们毕生的精力。同时弘扬"攻城不怕坚，攻书莫畏难，科学有险阻，苦战能过关"的大无畏精神，努力钻研业务理论，尽快提高医疗水平，为祖国的现代化建设添砖加瓦。

附：授课方法

本讲稿主要阐述人体的生理、病理、发病原因以及诊断、辨证、防治等基本理论知识。包括绪论、统一整体观、阴阳五行、藏象、气血津液、经络、病因与发病、病机、诊法、辨证、预防和治疗原则等九章。讲稿内容比较丰富，是学习中医的入门向导，是临床各科的理论基础，是基础课的基础课，故要求同学们认真学习，努力钻研。本门课共有 90 个学时。

准备采取讲授与自学相结合，温新与复习相结合，勤奋与方法相结合的办法进

行。要谦虚谨慎，不懂不要装懂，"知之为知之，不知为不知，是知也"，要有实事求是的作风。

若在讲授的过程中，出现这样或那样的错误，恳切希望同学们多提出宝贵意见，以便共同完成这门课的教学任务。

复习题

1. 为什么说中国医药学是一个伟大的宝库？
2. 中医的四大经典是什么？谈谈金元四大家各个的学术思想？
3. 祖国医学的基本特点有哪些？
4. 说中医理论中具有朴素的唯物论和辩证法思想的根据是什么？
5. 何谓辨证论治？什么叫同病异治和异病同治，并举例说明之？
6. 《本草纲目》是谁著的？全书有多少卷，多少字，多少药物？其价值如何？
7. 《伤寒杂病论》是谁著的？其价值如何？
8. 《黄帝内经》是怎样产生的，价值如何？
9. 华佗的主要贡献是什么？

第二章　统一整体观

着　眼　点

1. 人与自然的关系。
2. 自然变化对人体的影响。
3. 预防为主的重大意义。

古代医家根据自然科学和哲学（当时二者是不可分的）的认识，确立了人与自然界是一个统一整体的观念。认为人生活在自然界中，必然受着自然运动变化的影响，如：

《灵枢·邪客》说："人与天地相应也。"这就明确地指出了人体与环境是一个统一的整体。作为自然科学的医学，除与社会科学保持这种统一性外。人与自然环境、机体自身各部无不具有这种统一性，这是中医理论的基体特点之一。

因此，祖国医学在预防、诊断、治疗疾病时，都是从统一整体观念出发，去观察和掌握疾病的发生与发展规律，提出防治措施，从而与疾病做斗争，达到战胜疾病、获得健康的目的。

第一节　人与自然

人与外在环境的密切关系，早在祖国医学理论中就有过很多阐述。它不仅贯穿在生理、病理方面，而且在疾病的防治上也起着重要的作用。譬如：我国劳动人民在长期与自然和疾病做斗争的过程中，逐渐认识到自然界是人类生命的源泉。人类生活在自然界，自然界存在着人类赖以生活的必要条件，如：

《素问·宝命全形论》说："人以天地之气生，四时之法成。"

《素问·六节藏象论》说："天食人以五气，地食人以五味。"

这里古人明确指出了人类所需的空气、饮食都来源于自然界。从这一认识出发，我们可以理解人类在长期的生活实践中，适应了自然界四时气候的变化，自然界的运动变化也直接或间接地影响着人体，而人体对这些影响也必然相应地反映出各种不同的生理活动和病理特征。

这就启示我们每一位医务工作者，应注意观察和研究自然环境与人体的关系，必须清楚认识人体固然能受自然环境的影响而发病，但同时也可以能动地适应自然界，使之不发病或少发病。

一、气候和地区差异对人体生理的影响

（一）气候变化的影响

古人通过长期的生产劳动、生活实践，积累了与疾病做斗争的经验，逐渐了解自然现象、自然的性质和自然变化的规律性，特别是对人和自然的关系，认为是"对立统一"的关系，例如：

1. 四时气候的变化：自然界的一切事物是运动不息且不断变化的，其中四时气候的变化即是一例，春温、夏热、秋凉、冬寒就表示一年中气候变化的一般规律。一切生物在这种气候变化的影响下，有春生、夏长、秋收、冬藏等相应的适应性变化。人是生物之一，当然也毫不例外，也会伴随着四时气候的变化，发生不同的反应，如《灵枢·五癃津液别》说："天暑衣厚则腠理开，故汗出…天寒则腠理闭，气涩不行，水下流于膀胱，则为溺与气。"这证明了春夏之季，阳气发泄，气候温暖，气血容易趋向于表，皮肤松弛，易于出汗；秋冬阳气收藏，气候比较寒凉，气血容易趋向于里，表现为皮肤致密，出汗少而小便多。

2. 四时脉象的改变：四时脉象也会随着气候变化而变化，如：春夏脉多浮大，秋冬脉多沉小，古人有春弦、夏洪、秋毛、冬石之说，这些皆属正常脉象。

3. 昼夜晨昏的变化：不但四时如此，脉象亦如此，而一天中的昼夜晨昏的气候变化也复如此，虽然不如四季分明，但对人体也有一定的影响，如《灵枢·顺气一日分为四时》说："以一日分为四时，朝则为春，日中为夏，日入为秋，夜半为冬。"

总之，机体为了适应四时或一天之中的气候变化，在气血方面也必须做出相应性的调节。

（二）地区环境的影响

除气候的差异对人体的生理影响外，地理环境和生活习惯的不同，在一定程度上也影响着人体的生理活动。我国地大物博、民族较多，这种影响尤为明显。地有高下，气有温凉，高则气寒，下则气热。东南近海洋，气候就湿润；西北多高原，气候就干燥；南方较热，北方较寒。若长期生活在某一环境中，就形成了对当地环境的适应性，因工作调动或其他原因，一旦异地而居，环境突然改变，多感不适应，有水土不服的现象，但经过一段时间，就逐渐适应了新的环境，这就是人体对地区环境的适应性调节。

二、气候和地区差异对人体病理的影响

（一）气候的影响

四时气候的变化，是生物生、长、化、收、藏的重要条件之一，但有时也成为生长的不利因素。如以人体来说，气候变化过于急剧或者突然超过了人体调节机能的一定限度，或者由于某种原因而导致的人体调节机能失常，不能对外界气候变化做出适应性调节时就会发生疾病。

由此看来，疾病之发生，主要关系到自然和人体两个方面，即"正"和"邪"的消长关系。

1. "正"与"邪"的含义

所谓"正"，即指人体的调节机能和抗病能力（抵抗力）。

所谓"邪"，即指超越人体适应能力的自然变化和能够引发疾病的各种因素。

2. 发病的机理

疾病的发生与否，就决定于"正"与"邪"双方势力的消长。如果正气充沛，能抗御外邪，就不会生病；相反，若邪气过盛，正不胜邪，就要发生病变。故《素问·刺法论》说："正气存内，邪不可干。"又《素问·评热病论》说："邪之所凑，其气必虚。"

3. 发病的决定因素

疾病的发生，虽有"正"与"邪"两个方面，但决定的因素是正气，即内因。也正如毛主席所说的："外因是变化的条件，内因是变化的根据，外因通过内因而起作用。"

譬如：在同一季节，同一环境，同样气候变化的条件下，有病者和不病者，其原因就在于体质的差异，抗病力的强弱。也正如《灵枢·百病始生》所说："风雨寒暑，不得虚，邪不能独伤人，猝然逢疾风暴雨而不病者，盖无虚，故邪不能独伤人。此必因虚邪贼风，与其身形，两虚相得，乃客其形…其中于虚邪也，因于天时，与其身形，参以虚实，大病乃成。"

（二）地理环境的影响

我国地域辽阔，寒热相差悬殊，又加上生活习惯之不同，因而对疾病的发生也有一定的影响。如江南一带气候湿润，多见风湿和血吸虫病；北方气候干燥、寒凉，常见哮喘病。又如山区离海较远，海拔较高，水中含碘量不足，多见甲状腺肿大。这些情况都说明了地区环境对疾病的影响。

（三）四季的发病特点

由于四时气候的变化，有春温、夏热、秋凉和冬寒之别，所以除一般杂病外，

每一季节都有一定的发病特点。如春季多麻疹，夏季多泻痢，秋季多疟疾，冬季多哮喘等。故《素问·金匮真言论》说："长夏善病洞泄寒中，秋善病风疟。"

此外还有一些慢性宿疾，如哮喘病、风湿病等，每当气候剧变，或季节变换的时候就会发作或加剧，这些事例就是气候变化对疾病影响的典型表现。

昼夜的变化对疾病的影响也很明显。一般说来，疾病大多清晨为轻，下午会逐渐加重，如《灵枢·顺气一日分为四时》说："百病者，多以旦慧昼安，夕加夜甚。"这里说的是人体的阳气在早晨、中午、黄昏、夜半存在着生、长、化、收、藏的规律，因而病情也会随之出现好转、加剧的变化。

三、如何预防疾病的发生

（一）在人体内环境方面

要注意调摄精神情志，保持胸襟舒畅、乐观愉快，防止过度的精神刺激，食饮有节，起居有常，不妄作劳；要注意培养正气，增强身体的抵抗力，适应四时气候的变化，邪气就不能为害。即"正气存内，邪不可干"。"风雨寒暑，不得虚，邪不能独伤人。"相反，若生活上没有一定规律，饮食没有节制，嗜酒无度，胡作非为，则可导致形体瘦弱，抵抗力减退，易发生疾病。

（二）在人体外环境方面

要积极广泛地开展全民性的爱国卫生运动，注意讲究卫生，趋利避害，适应四时气候冷暖的变化，如《素问·上古天真论》说："虚邪贼风，避之有时。"

总之，我们要认真贯彻执行党的"预防为主，防重于治"的卫生方针，充分发挥人们的主观能动性，克服不良的卫生习惯，积极锻炼身体，增强体质，以不断提高国民的身体素质。

第二节　局部与整体

马克思主义看问题，不但要看到部分，而且要看到全体。部分与全体的关系也即是局部与整体的关系。我们看问题、办事情首先要抓主要矛盾，从大处、长处着眼，这便是辩证唯物主义的认识论。诊病医疗亦是如此，首先要找出发病的主要原因，才能拟订合理有效的治疗原则，否则就会延误病情，影响治疗效果。大医治病必当熟练掌握局部与整体的关系，悉心辨证处方，这样方能得心应手，保证疗效。

一、从人体的组织结构上看

人体是一个复杂的整体，是由很多局部组成的。没有局部就构不成整体，没有整体，局部也无法存在。二者的关系是相互依存的。如人体的心、肝、脾、肺、肾五脏，胆、胃、大肠、小肠、三焦和膀胱六腑，皮、肉、筋、骨、脉五体以及经络系统等都是构成人体的局部。

二、从生理活动上看

人体生命活动的正常维持，以及有机体的正常存在，都不是孤立进行的，而是由消化、循环、视、听、言、动等许多组织器官的联合作用而进行的。例如：人体对食物的消化、吸收过程，就是依靠胃的受纳、脾的运化和心、肺的输布来完成的。所以说任何一脏的功能活动，都是整体机能的一部分。

三、从病理变化上看

从病理上看，局部与整体的关系理是如此。如肝郁证，虽然是肝脏有病即会出现口苦、胁痛等肝的症状，又会出现胃胀、纳呆等脾胃的症状（木乘土），还会影响至心，出现头晕、失眠多梦、健忘等症状（肝火上扰神明）。这就告诉我们诊断疾病不仅要看到局部症状，还要观察到整体病变；不仅要看患病的本脏，还要注意有关系的他脏。

总之，我们在学习时，一定要树立整体观念，妥善处理局部与整体的关系，只有这样，才能正确认识疾病，取得治疗的主动权，达到治愈疾病的目的。

第三节　形态与机能

一、形态与机能

形态与机能的关系是相辅相成的。人体的机能活动是以形态为基础的，而机体的形态器官又是以机能活动作为摄取营养、适应外在环境的动力的。没有机能活动，形态就不能存在，没有形态器官，也谈不上机能活动的存在。所以说二者是相互依存的关系。

祖国医学从形态与机能的关系出发，对人体的认识，并不单纯从形态上着眼，而是在分析机能活动的基础上，结合形态的观察，建立了生理、病理的基本概念，尤其对机能活动的变化非常重视，阐述颇多。

中医理论中的有些脏腑器官虽与现代医学中的名称相同，但在阐述内容上并不一致。例如：中西医对肾脏的生理功能与病理变化的描述，就有着明显的区别。实质上祖国医学所论的每一脏器，除本脏器的功能外，还概括了其他脏器和本系统的功能活动在内。这是祖国医学对机体生理、病理的认识特点，也是和现代医学不同之处。

二、精神与形态

古代医家认识到精神活动是人体生命活动的总体现，在人体各个机能活动中占有较重要地位。

中医认为，形态是产生精神活动的物质基础，而精神活动又反过来对形态起主导作用。人体的各组织器官，只有在精神意识的支配下才能发挥其正常的功能，以维持其生命的正常存在。如精神健旺，则体壮力强；精神不振，则体弱力怯。故古人有"神充则力强，神衰则力弱，神存则生，神去则死"的说法。

因为精神活动对形态的影响是很大的，所以，强调精神对各组织器官的功能活动起主导作用，在病理上又把精神失调作为重要的致病因素之一，是有其一定道理的。这就要求我们在防病治病的过程中，既要重视精神因素的致病作用，也要启发和教育病人保持乐观的态度、健康的精神意思。这是战胜疾病的一个重要条件，也是医者不容轻视的一个重要方面。

小结

从人与自然、局部与整体、形态与机能的辩证关系中，我们逐渐认识到人与自然环境，人体自身各部是一个完整的统一体。不仅内部各脏腑组织保持着相互协调，而且与外界环境（自然的和社会的）也是相互适应的。在防治疾病的过程中，必须以辩证唯物论和历史唯物论的观点学会全面地看问题。不但要看到事物的正面，也要看到它的反面。反对那些只见局部、不见整体，只见疾病、不见思想的形而上学的观点。一位合格的医生既要看到人体的局部与整体、内部与外部以及人与自然的关系，又要看到人与社会的关系，尤其是人的精神因素与形态机体的关系，只有这样，我们在防治疾病中才能取得良好的疗效，达到预期的目的。

思考题

1. 简述人与自然的关系。

2. 四时气候的变化对疾病的发生有否影响？四季又有何特点？

3. "不治已病治未病"有什么现实意义？

第三章　阴阳五行

着 眼 点

一是了解阴阳五行学说的基本概念和内容

二是掌握阴阳学说在临床上的应用

概述

1. 阴阳五行学说是古代的哲学理论

阴阳五行学说是我国古代的哲学理论之一，是古人用来解释和认识自然界事物"对立统一"现象的学说。它具有朴素的唯物论和自发的辩证法思想。当时天文、地理、农业等自然科学，都受着它的思想影响，特别是祖国医学，不论是生理、病理、辨证、施治等有关理论，都贯穿着阴阳五行学说的思想体系。中医临床之所以至今离不了阴阳五行学说，其原因就在于此。

因此，我们在学习、继承、发扬祖国医学，或搞中西医结合治疗疑难杂病的过程中，对于阴阳五行的哲学思想必须全面熟知，只有这样才能达到继承和发扬光大祖国医学的目的。

2. 阴阳五行学说是中医基础理论的组成部分

祖国医学的理论体系，是建立在统一整体的基础上，人体的脏腑、经络、各组织器官都是有机地相互联系着，相互依存着，以维持机体的正常生长发育。而且这些组织之间关系的，必须用阴阳五行学说的理论去解释，所以说阴阳五行学说是中医理论中的重要组成部分。

譬如心与小肠、肺与大肠等，它们之间存在着密切的联系。故根据它们各自的不同功能特点和属性，先贤总结出：心脏属阴，小肠属阳；肺脏属阴，大肠属阳。这样以便说明它们之间的表里配合关系。

但是，阴阳五行学说的理论是朴素的唯物主义，对事物只能做一些直观的粗略的说明，不能完全解释人体内复杂的生理现象和病理过程，所以我们在学习的过程中要以"一分为二"的观点，要用历史唯物主义和辩证唯物主义的观点去分析、归纳，取其客观的合理的部分，去其抽象的和不合理的部分，否则就达不到进一步发展祖国医学的目的。

第一节 阴阳学说

一、概述

（一）阴阳的含义

阴阳是对自然界相互联系的某些事物或现象，对立双方的概括。它既可以代表两个相互对立的事物，又可以代表同一产物内部相互对立的两个方面。它是事物对立统一的两种不同属性。它的起源和形成，是古人通过对天地之变化，日月之明暗，昼夜之更替，寒暑之交接等自然现象无数次的观察，而得出的一种概念。因此，它是一个代名词。

如古人认为天地是自然界具有物质性的阴阳二气构成的。阴阳是产生万物的根源。《素问·阴阳应象大论》指出："阴阳者，天地之道也，万物之纲纪，变化之父母，生杀之本始，神明之府也，治病必求于本。"古人从事物是运动变化的观点出发，用阴阳学说来认识自然界一切事物和现象，无不包含着相互对立统一的阴阳两方面。这就是古代的两点论观点。阴阳五行学说之所以能够称为朴素的唯物主义其原因就在于：①认为世界是物质的；②认为事物是运动的；③认为事物是对立统一的两个方面。但是阴阳学说对世界和事物的解释，比较笼统，不够完备，不能像唯物辩证法那样应用到社会历史和自然历史中去，应用至社会变革和自然变革的诸多方面。我本人认为随着科学技术的发展，在祖国医学的某些理论方面，用阴阳学说这个说理工具，也不是完美无缺的。这也正像毛泽东同志所说的："辩证法的宇宙观，不论在中国，在欧洲，在古代就产生了，但是古代的辩证法带着自发的朴素的性质，根据当时社会历史条件，还不能有完备的理论，因此，不能完全解释宇宙。"

（二）阴阳的属性规律

古人用"阴阳"二字作为事物不同属性的代表，借以概括各种事物和现象矛盾双方的对立统一关系，并不局限于某一特定事物，而是包括很多方面，至于某种事物或动态该属阴属阳，大体上有一定的规律性。

1. 从自然界事物属性和一般现象上来看

凡是属阳的如：天、昼、明、上、火、表、热、实、轻、春、夏等。

凡是属阴的如：地、夜、暗、下、水、里、寒、虚、重、秋、冬等。

2. 从事物运动的变化上看

凡是运动的、上升的、向外的、明显的属阳。

凡是相对静止的、下降的、向内的、隐晦的属阴。

3. 从中医学用阴阳所代表的不同功能和属性上看

对人体具有推动温煦作用的气称之为阳；对人体具有营养滋润作用的气（或血）称之为阴。

总之，从事物的属性，运动变化规律以及阴阳所代表的功能来看，我们可以举一反三的认为：凡是一切活动的、炎上的、躁扰的、进行性的、机能亢进的、有气化功能的、有推动和温煦作用的、属于功能性的，皆属阳；反之，相对沉静的、柔软的、下走的、消沉的、退引性的、机能衰减的、成为有形物质的、有营养和滋润作用的、属于器质性的，皆属于阴。

（三）阴阳的相对性和可分性

事物的阴阳属性，不是绝对的，不变的，而是相对的，可分的。在一定的条件下，随着事物对立面的转变而转变，阴可以转化为阳，阳亦可以转化为阴；另外阴阳中又可以再分阴阳，这又体现着事物无穷的可分性。

①例如：水（属阴）——加热为蒸气（阳）——寒冷凝固变成水（阴）

②昼为阳：上午为阳——为阳中之阳；下午为阴——为阳中之阴

③夜为阴：前半夜为阴——为阴中之阴；后半夜为阳——为阴中之阳

故《素问·金匮真言论》："阴中有阴，阳中有阴。平旦至日中，天之阳，阳中之阳也；日中至黄昏，天之阳，阳中之阴也；合夜至鸡鸣，天之阴，阴中之阴也；鸡鸣至平旦，天之阴，阴中之阳也。"

《素问·阴阳离合论》："阴阳者，数之可十，推之可百，数之可千，推之可万，万之大不可胜数，然其要一也。"

二、阴阳学说的基本内容

（一）阴阳的对立制约

阴阳学说认为世间一切事物都存在着相互对立的阴阳两方面，这两方面是相互制约和相互斗争的。任何事物的一方，总是对另一方起着制约的作用，如一方的太过会引起另一方的不足，相反，一方的不及，也会导致另一方的过剩。例：

1. 从四季气候来看

热盛季节有寒生，寒凉季节有热长。夏季属于阳盛季，而"夏至"以后，阴寒渐生，用以制约炎热的阳；冬季本以阴寒盛，而"冬至"以后，阳气却随之以长，用以制约严寒的阴。

故《类经附翼·医易义》中说："动极者镇之以静，阴亢者胜之以阳。"

2. 用阴阳术语来说

《素问·阴阳应象大论》曰："阴胜则阳病，阳胜则阴病。"

《素问·阴阳别论》曰："阴争于内，阳扰于外。"

《素问·疟论》曰："阴阳上下交争，虚实更作，阴阳相移也。"以上均说明了阴阳双方的对立斗争性，并且有胜有衰。

3. 从哲学的观点分析

毛主席曾说过："原来矛盾着的各方面，不能孤立地存在。假若没有和它作对的一方，它自己这一方就失去了存在的条件。"

这说明事物本身的斗争，就是事物存在，发展和变化的前提。阴阳学说也认识到事物是在不断变化和发展着，而推动事物发展变化的核心力量，就是斗争、对立、制约。所以，这种观点是符合唯物主义和辩证法的。

（二）阴阳的互根互用

阴阳之间既是相互对立的，又是相互依存的。阴依存于阳，阳依存于阴，任何一方都不能脱离对立着的另一方而单独存在，双方各以对方作为自己存在的前提。所谓"阳根于阴，阴根于阳"；"孤阴不生，独阳不长"；"阳以阴为基，阴以阳为统"；"无阴则阳无以生，无阳则阴无以化"等等，皆是指阴阳之间的互根互用关系，例如：

1. 一般生活现象

上为阳，下为阴，没有上，也无所谓下，没有下，也无所谓上；左为阳，右为阴，没有左就无所谓右，没有右就无所谓左；白为阳，黑为阴，没有白显不出来黑，没有黑也显不出来白；高为阳，低为阴，没有低就显不出高，没有高就显不出低；热为阳，寒为阴，没有热，也无所谓寒，没有寒，就说明不了热。总之，以上皆说明，没有阴也无所谓阳，没有阳也无所谓阴，均是相对而言之。

2. 从人体的生理活动来看

维持正常的生理活动不外乎物质与功能两个方面。物质属阴，功能属阳，物质居于体内，功能表现于外，在外的阳是物质运动的表现，在内的阴是产生功能的物质基础，二者有着密切的依存互根关系。如果阴阳双方失去了这个依存的条件，即所谓"孤阴""独阳"，人体就不能再生化滋长了，于是乎生理功能被破坏，疾病就要产生，甚至生命停止。

《素问·阴阳应象大论》："阴在内，阳之守也；阳在外，阴之使也。"就是对阴阳双方正常相互依存关系的很好说明。

3. 从精、气、血之间的关系来看

气属阳，精血属阴，但气生血，而气又舍于血，气能化生精血，精血也能化气。

4. 从病变过程来看

如水肿病（慢性肾炎），开始为病，是因为阳虚不能化水而导致，但阳虚到一定程度时，后期可以出现因体内阴液不足而见到阴虚症状。即所谓"阳损及阴"，这就是"无阳则阴无以化"的道理。

又如肝肾阴虚型的臌胀病（肝硬化），当后期形成腹水时，实际上已经造成阳虚不能制化了。这就是阴虚到一定程度时也可以造成阳虚，此为"阴损及阳"，或者说"无阴则阳无以生"的道理。

再如眩晕（高血压）病，一般是阴虚阳亢而导致，但有时也可以表现为阴阳两虚证。

5. 从治疗上看

治血虚证时，每以七分补血，三分补气为法，补气的目的在于气能生血，因为血脱气亦脱，故有"血脱者，先益其气"之说（当归补血汤为例）。

再如治疗肾气亏虚时，除重用补肾气药物外，往往配合用补益肾精之品，其目的是取其精能化气的道理。

（三）阴阳的消长平衡

阴阳双方不是处于静止不变的，而是不断在进行着此消彼长，此进彼退的变化状态。如所谓的"阳消阴长""阴消阳长"，或者"互为消长"，就是此义。

①从自然气候上看

自然界的昼夜更替，四时气候的变换推移，就是阴阳消长的一种运动形式。

四季：冬——春——夏——由寒变热（由阴转阳）——阴消阳长

夏——秋——冬——由热变寒（由阳转阴）——阳消阴长

昼夜：昼为阳——日中至黄昏（阳逐渐转阴）——阳消阴长

夜为阴——鸡鸣至平旦（阴逐渐转阳）——阴消阳长

②从生理现象上看

上述已讲，正常的生理维持，不离乎各脏腑机能活动和濡养脏腑的物质两个方面：

机能活动的进行（阳）——要消耗营养物质（阴）——"阳长阴消"。

营养物质的代谢转化（阴）——要消耗机体之能量（阳）——"阴长阳消"。

以上这种相对平衡的消长变化，如果在一定的限度内，属于正常的动态平衡。否则，就是阴阳某一方的偏盛偏衰现象，亦即是疾病发生的前提。祖国医学就是根据这个朴素观点来说明人体生理病理的。

治疗疾病的方法，就是给予一定的条件，采取有效的措施，纠正阴阳的偏盛偏衰现象，使其太过的阴阳消长恢复到正常的限度以内，从而变病理状态为正常生理状态，达到治愈疾病的目的。

（四）阴阳相互转化

事物阴阳的两方面，不仅存在着互为消长的关系，而且在一定的条件下，也可以各自向相反的方面转化。阴可以转化为阳，阳可以转化为阴。如果说在一个事物的变化过程中，"阴阳消长"相当于"量变"过程的话，那么"阴阳转化"则相当于一个"质变"的过程。

《素问·阴阳应象大论》："重阴必阳，重阳必阴。""寒极生热，热极生寒。"

《素问·六元正纪大论》："动复则静，阳极反阴。"

所谓"重"，是盛的意思。"极"，到了极端，极度的阶段。急与重，均是代表转化的条件或一定的阶段。但究竟代表的是什么条件？什么阶段，则必须具体情况，具体分析，如：失治、误治、气候等等。

但必须指出，寒极可以向热的方面转化，热极亦可以转化成寒的表现。绝不能理解为"阳必阴""阴必阳""寒生热""热生寒"。因为矛盾的东西，既能够统一，又能在一定的条件下互相转化，否则就不能成为矛盾，就不能共存，也不能相互转化，这才是正确的哲学观点。

例一：大暑以后就立秋——热转化为寒；大寒以后就立春——寒转化为热。

例二：伤寒而反为热症者——寒转热；内热至极而反生寒栗者——热转寒。

例三：小儿肺风（小儿肺炎），症见寒热面赤，烦躁不安，呼吸急促，指纹紫红等，一望便知是属于阳证，属于机能亢盛的表现。当病情发展到严重阶段时，会出现脱症（中毒性休克），则见汗出肢冷，呼吸表浅，指纹青紫等，这显然是转变成了机能衰竭的阴证。这就是"重阳必阴""阳极反阴"的表现。

例四：咳嗽、哮喘、痰饮（慢性支气管炎）症状一般不发热，咳嗽无力，遇寒则重，咯白色泡沫痰，则属于阴证、寒证。但如果因为其他因素引起病情变化，出现发热、咳嗽气喘、咯黄色浓稠痰等症时（肺部合并感染），中医叫肺热咳嗽。这很明显是转化成了阳证、热证。这就是"重阴必阳""阴极反阳"的表现。

总之，阴阳的对立斗争，依存互根，消长转化规律，是阴阳学说的基本精神，我们学习这些规律的目的，在于临床辨证施治时可以随时根据病情的发展变化，灵活运用阴阳学说的理论进行认识分析。

复习题

1. 阴阳学说之所以能够称为朴素的唯物论和自发的辩证法，其道理何在？并且为什么不能和马列主义的辩证法相比拟？

2. 阴阳学说包括哪些基本内容。

3. 你对"重阴必阳，重阳必阴""寒极生热，热极生寒"是如何理解的？

三、阴阳学说在中医学中的应用

阴阳学说长期以来渗透在祖国医学的整个理论体系，不仅能说明人体的生理病理，而且也指出诊断治疗的一般规律。在临床实践中用以辨证论治，能够获得较好效果，说明阴阳学说在祖国医学的应用中，是具有一定使用价值的，下边分别叙述之。

（一）说明人体的组织结构

古人通过长时间的医疗实践，认识到人体是一个相互依赖、相互斗争的统一整体，但是它的一切组织结构，无一不可以用阴阳来分解剖析。

1. 从大体部位上分阴阳

上部、背部、外侧、体表属阳

下部、腹部、内侧、体内属阴

2. 以脏腑来分阴阳

脏——心、肝、脾、肺、肾五脏属阴。

腑——胆、胃、大肠、小肠、三焦、膀胱六腑属阳。

3. 阴阳中再分阴阳

背居上为阳，主要包括：心脏——阳中之阳，肺脏——阳中之阴。

腹居下为阴，主要包括：肝脏——阴中之阳，肾脏——阴中之阴，脾脏——阴中之至阴。

五脏为阴包括：心、肺——阴中之阳脏，肝、脾、肾——阴中之阴脏。

心属脏，为阴，又可分：心阴、心阳。

肾属脏，为阴，又可分：肾阳、肾阴。

故《素问·金匮真言论》说："夫言人之阴阳，则外为阳，内为阴；言人身之阴阳，则背为阳，腹为阴；言人身之脏腑中阴阳，则脏者为阴，腑者为阳。肝、心、脾、肺、肾五脏，皆为阴，胆、胃、大肠、小肠、膀胱、三焦六腑皆为阳。……故背为阳，阳中之阳，心也；背为阳，阳中之阴，肺也；腹为阴，阴中之阴，肾也；腹为阴，阴中之阳，肝也；腹为阴，阴中之至阴，脾也"。

所以《素问·宝命全形论》上说："人生有形，不离阴阳。"

（二）说明人体的生理功能

所谓生理功能：一是指机体抗御邪气的卫外力量；二是指各脏腑组织的功能活动。

1. 从机体的防御机能分阴阳

保护人体内部组织的卫外机能——属阳；不断为阳储备和提供力量的内在物质

基础——属阴。

故《素问·生气通天论》说："阴者藏精而起亟也，阳者卫外而为固也。"

2. 从脏腑总的作用分阴阳

五脏主静，主藏精气——属阴。

六腑主动，主消化传导——属阳。

3. 从体内的物质区别阴阳

轻清的物质——如气属于阳。

重浊的物质——如精血属阴。

4. 从体液上

津——属阳。

液——属阴。

故《素问·阴阳应象大论》说："清阳出上窍，浊阴出下窍；清阳发腠理，浊阴走五脏；清阳实四肢，浊阴归六腑。"

本条所谈之浊阴，并非全是废物，亦不过是和清阳相对而言罢了，例如：

清阳：①出上窍——声、色、味、嗅。

②发腠理——汗、液、体温。

③实四肢——精力、阳气。

浊阴：①出下窍——大便、小便、分泌物。

②走五脏——调控五脏的津液。

③归六腑——饮食物精微、残渣。

总之，同样是清阳浊阴，其所指不同。清阳是体内的轻清之气，可以营养充实四肢，由皮肤肌腠来发散；浊阴则是体内较重浊的物质，既可以储藏于五脏，也可以由六腑排出体外。

《素问·经脉别论》："食气入胃，浊气归心。"

（三）说明人体的病理变化

上述已讲阴阳之于人体，必须经常保持着相互依存、相互制约的协调关系，才能维持正常的生理活动，身体自然健康。如果因某种致病因素破坏了这种阴阳协调关系，就会出现一系列的病理变化。

如《素问·生气通天论》说："阳强不能密，阴气乃绝，阴平阳秘，精神乃治，阴阳离决，精气乃绝。"

1. 阴阳失调在病理上的表现

阴阳失调表现在病理上，就是阴阳某一方的偏盛偏衰问题，一方的异常，势必影响另一方。阴偏盛则损阳，阳偏盛则耗阴，阴不足则阳亢，阳不足则导致阴盛，阳胜出现热象，阴胜表现寒证。

《素问·阴阳应象大论》："阴胜则阳病，阳胜则阴病，阳胜则热，阴胜则寒。"

2. 阴阳失调在临床上的表现

阳胜多表现为外热，阴胜多表现为内寒；阳虚多表现为外寒，阴虚多表现为内热。

例一：外感热邪，表现发热，面红，耳赤，气粗，头身痛，脉浮大等症——则为阳盛证（外热证）。

例二：寒邪直中于里，表现四肢厥冷，恶寒面青，欲卧懒言，腹痛腹泻，脉沉紧无力等症——则为阴盛证（内寒证）。

例三：如临床上常见的畏风怕冷，四肢不温，困倦懒言，自汗少气，不足一息等皆是因某种原因所造成的——阳虚阴盛证（阳虚外寒证）。

例四：又如临床常见的骨蒸劳热，五心烦热，眩晕耳鸣，口干盗汗等症状，就是因某种原因而致的耗精伤血而形成的——阴虚阳亢证（阴虚内热证）。

总之，凡是病情表现为急性的、偏动的、强实的、病进的、在表的、出现热性症状的，多属阳证；慢性的、偏静的、虚弱的、稳定的、在里的、出现寒性症状的，多属阴证。

（四）用于疾病的诊断

阴阳失调既然是病理变化的关键所在，那么疾病的性质，也可以概括归纳为阴阳两大类。尽管病变错综复杂，若根据阴阳的变化规律，去分析、归纳，也能找出疾病的本质，做出正确的诊断，所以辨阴阳对诊断疾病也具有重要意义。

1. 阴阳是八纲辨证的总纲

八纲，即是阴、阳、表、里、虚、实、寒、热，是中医诊断疾病所采用的一个重要方法。它可以把千变万化的复杂病情归纳起来，再用阴阳加以概括，如热证、表证、实证属阳证；寒证、里证、虚证属于阴证。所以，阴阳称之为八纲的总纲。

《素问·阴阳应象大论》："善诊者，察色按脉，先别阴阳。"就是从这个角度提出来的。

2. 阴阳是"四诊"的原则

正确的诊断，要求运用望、闻、问、切四诊合参。如清江笔花说："望者，看形色也；闻者，听声音也；问者，访病情也；切者，诊六脉也。四事本不可缺一。"但其原则还离不开阴阳。例如：

（1）望诊

①面色：色泽鲜明者，属阳；色泽晦暗者，属阴。

②舌象：舌质：红、绛者，属阳；青、蓝者，属阴。

③舌苔：燥、黄者，属阳；湿、白者，属阴。

（2）闻诊

①呼吸：呼吸有力者，属阳；呼吸微弱者，属阴。

②语声：声音洪亮者，属阳；声音低微者，属阴。

（3）切诊

①脉部位：寸脉——属阳；尺脉——属阴。

②脉至数：数脉——属阳；迟脉——属阴。

③脉形态：大脉——属阳；小脉——属阴；滑脉——属阳；涩脉——属阴；浮脉——属阳；沉脉——属阴；洪脉——属阳；细脉——属阴。

④脉动过程：至者——属阳；去者——属阴。

（五）用于治疗立法

由于疾病的发生是阴阳偏盛偏衰所导致，所以一切治疗原则的确立，都是为了创造条件，使其阴阳向着协调的方面转化，使病理状态转化成正常生理状态。从调理阴阳的观点出发，"损其有余，补其不足"；"虚则补之，实则泻之"；"寒者热之，热者寒之"。例如：

1. 临床见到的因阳热太过，耗损阴液者（阳胜则阴病），则以寒凉药治其阳热（热者寒之）。

因阴寒太甚而伤害阳气者（阴胜则阳病），则以温热药治其阴寒（寒者热之）。

故《素问·至真要大论》曰："寒者热之，热者寒之。"

2. 若因阴虚不能潜阳，而形成阳亢者，则须滋阴以潜阳（阳病治阴），也叫"壮火之主，以制阳光"。

如若阳虚不能制阴，而形成阴盛者，须用益阳以消阴（阴病治阳）也叫"益火之源，以消阴翳"。

故《素问·阴阳应象大论》上有"阳病治阴，阴病治阳"的原则。

总之，治病的基本原则就是调理阴阳，有余则泻，不足则补。也正如《素问·至真要大论》上所说的"谨察阴阳所在而调之，以平为期"。

（六）用于药物性能

治疗疾病，不但要有正确的诊断，确切的治疗方针，同时还必须熟练地掌握药物的性味、功能，根据治疗原则，选用适当的药物，才能获得较满意的效果。但是在归纳药物的四气五味，升降浮沉的一般功用时，阴阳也同样具有其重要的临床意义。

四气：寒凉滋润的药物——属阴；温热燥烈的药物——属阳。

五味：辛、甘、淡药——属阳（味厚——阳中之阳；味薄——阳中之阴）。

酸、苦、咸药——属阴（味厚——阴中之阴；味薄——阴中之阳）。

升降浮沉：升浮药——属阳（升发作用）；沉降药——属阴（收敛作用）。

实证当泻：阴偏盛——用辛温散寒的阳药；阳偏盛——用苦寒清热的阴药。

虚证当补：阴偏衰——用寒凉滋润的阴药；阳偏衰——用温热壮阳的阳药。

所以了解和掌握药物的阴阳属性对指导临床实践，是有一定帮助的，否则能辨证不会用药，必会影响临床疗效的提高。

复习题

1. 试述阴阳学说在人体生理、病理、诊断、立法方面的应用价值？
2. 你对清阳、浊阴的含义如何理解？

第二节 五行学说

所谓五行："五"是个数字，指的是木、火、土、金、水五种物质。"行"，是运动不停之义。"五行"是木、火、土、金、水五种物质属性的抽象概念。这五种物质在相互资生，相互制约的关系中，不断变化，运动不息，故曰"五行"。

五行学说的产生：根据《尚书大传》的记载，早在公元前1066年的殷商时期，劳动人民在长期生活和生产实践中，逐渐了解到自然界的现象、规律，以及人与自然的关系，体验到自然界一切事物之间都是互相影响，互相联系的，还进一步认识到自然界客观存在的木、火、土、金、水五种物质，乃是构成生活资料和生产资料最基本的物质，并且是人们日常生活中所必需的，也是为最熟悉的五种物质。譬如有"水火者，百姓之所饮食也；金木者，百姓之所兴生也；土者，万物之所资生，是为人用"的说法。

古人就以这五种物质为代表，以它们存在的各个特性和相互资生、制约的关系，来说明归属事物的属性，阐述事物之间复杂的运动变化规律。这就是五行学说产生的简单过程。

总之，五行学说和阴阳学说一样，是古人对自然界事物的一种认识方法。

一、五行学说的基本内容

（一）对事物属性的五行分类：

1. 特性

古人长期、直观地对木、火、土、金、水五种物质的观察，认识到它们有各自的特性，譬如：

①"木曰曲直"：意思是其性柔和条畅，具有生长发育、生发的特性。

② "火曰炎上"：意思是性质阳热，具有温煦向上的特性。

③ "土曰稼穑"：意思是其性长养变化，具有繁殖庄稼、化生万物的特性。

④ "金曰从革"：意思是其性凌厉坚劲，具有清肃收敛的特性。

⑤ "水曰润下"：意思是其性寒润下行，具有滋润寒凉的特性。

五行学说，就是基于这种认识，把宇宙间的万事万物，根据不同的特点统统归属于五行之中，并以此来推演事物之间的相互作用和变化规律。这种朴素的唯物认识，初步肯定了世界物质的统一性。在当时的历史条件下，对反对巫神迷信，也起到了进步作用。

所以，中医学中所沿用的五行理论，实际上是五种不同属性的抽象概念。

2. 归类

五行学说不仅把宇宙间一切事物的运动变化，根据以上特点都用木、火、土、金、水五种事物的属性关系来说明，而且古代医家还运用五行学说，对人体的脏腑组织，按照不同的性质形态、功能作用，以"比类取象"的方法归纳起来，借以解释人体脏腑组织之间的生理、病理的复杂关系，以及人体与外在环境之间的关系。

因为这种用"五行"归纳事物的方法，已基本不是木、火、土、金、水的本身了，而是按其特点，抽象地概括出不同事物的属性。所以，我们学习"五行"的时候，不能机械、单独地认识木、火、土、金、水五种物质的个体。

医学上引用五行的理论，在《素问·阴阳应象大论》和《素问·金匮真言论》等篇都有详细的记载，现选择地列表介绍如下。

（二）五行的生克乘侮

五行学说，主要是以五行属性的抽象概念，用相生、相克、相乘、相侮的关系，来解释事物之间的关系的。下边分别叙述之：

1. 相生

含义：有彼此资生、促进、助长之义。

程序：木生火，火生土，土生金，金生水，水生木。

2. 相克

含义：有相互制约、抑制、克服之义。

程序：木克土，土克水，水克火，火克金，金克木。

总之，在相生关系中，任何一行都具有"生我""我生"两方面的关系，《难经》比喻为"母与子"的关系。即生我者为母，我生者为子。

在相克的关系中，任何一行都具有"我克""克我"两方面的关系，《内经》称之为"所胜"与"所不胜"的关系。即克我者为"所不胜"，我克者为"所胜"。

但是生中寓有克，克中寓有生。

如：

生中寓有克图
→示相生
……示相克

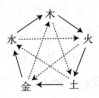

克中寓有生图
……示相克
→示相生

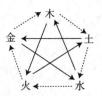

这种生中有克，克中有生，也是事物维持平衡必不可少的规律。譬如以"木"为例，木本来能克土，但土能生金，金又能克木。从这一关系上可以看出，木固然可以克土，但土能生金以制木。因此，在这种情况下，土虽被克，但不发生偏衰现象。

3. 相乘

含义："乘"，是乘其不及，有伏胜克害之义。

程序：与相克同。

例如：木本来能克土（制约土），不使土发生过盛（保持正常），但若木气偏亢，金又不能对木加以克制时，太过的木便能乘土（乘虚侵袭），以致使土为病者，即为相乘（俗称木乘土）。

4. 相侮

含义：侮是反克，有恃强凌弱之义。

程序：与相克反。

例如：金是克木的，若木太强，金不但不能克，反而被木所克而为病者，即为相侮。

5. 生克乘侮的关系

（1）生与克的关系：相生与相克是对立统一的，不可分割的两方面，没有生就没有事物的发生和成长，没有克就不能维持事物的正常变化和发展，所以必须生中有制，制中有生，事物才能运行不息，相反相成。这是自然事物运动变化的一般规律，属于正常的生理状态。

张景岳在《类经图翼》中说："造化之机，不可无生，亦不可无制，无生则发育无由，无制则亢而为害。"

（2）乘与侮的关系：相乘与相侮，是反常情况下的相克现象，是事物失却正常协调关系的表现。具体到人体来说，是脏腑之间的资生制约失常，而产生太过或不及所出现的病理状态。

《素问·五运行大论》："气有余，则制己所胜，而侮所不胜，其不足，则己所不胜侮而乘之，己所胜轻而侮之。"

总之，生与克是正常关系，即生理状态，乘与侮是异常现象，即病理表现。

二、五行学说在祖国医学中的应用

古人经过长期的医疗实践和不断地总结经验，用五行学说来探讨人体内脏的生理、病理的方法是：

一是以五行分别代表五脏。（如将肝代表木，心代表火，脾代表土，肺代表金，肾代表水。）

二是用五行归类法，把脏腑和有关组织，分别属于每一行之下（如上）。

三是用生克乘侮的规律，分析、推演脏腑之间的正常与反常关系。

因此，五行学说在中医学中对疾病的诊断、治疗、立法还是有一定价值的，但是必须结合该脏的生理功能实际和疾病的本质，具体情况，具体分析，不能空谈五行的生克乘侮，更不能机械地生搬硬套。

（一）说明脏腑的生理功能与相互关系

1. 说明五脏的生理活动特点

人体任何一个脏器组织的活动，都是整个人体生理活动的组成部分。尤其五脏之间，时刻存在着相互资生，相互助长的联系，而这些活动特点，都可以用五行来阐述之。

例如肝喜条达，有疏泄的作用，木有生发、条畅的特性，故"肝属木"。

心有温煦的功能，火有阳热的特性，故"心属火"。

脾为气血生化之源，而土有生长万物的特性，故"脾属土"。

肺气有肃降的特点，而金有清肃收敛的特性，故"肺属金"。

肾主水液能藏精，而水有润下的特性，故"肾属水"。

就这样把人体的内脏，分别归属于五行，以五行的特性，来说明五脏的生理活动特点。

2. 说明脏腑组织的内在联系

脏腑组织之间的内在联系，不外乎两条：①相互资生；②相互制约。但这种关系可以用五行的相生、相克来解释。例如：

五脏相生：肾藏精以养肝——水生木；肝藏血以济心——木生火；心之热以温

脾——火生土；脾化精微以充肺——土生金；肺清肃下降以助肾水——金生水。

五脏相克：肺气清肃下降，可抑制肝阳上亢——金克木；肝的条达疏泄，可宣畅脾的壅郁——木克土；脾的运化水湿，可制止肾水泛滥——土克水；肾水的滋润，可防止心火的亢烈——水克火；心阳之火热，可制约肺金清肃太过——火克金。

3. 说明人体与四时、五气、饮食、五味等之间的关系（略）。

（二）说明脏腑间的病理影响

五行学说，对疾病的传变和影响情况，是用五行相乘、相侮的规律来说明的。

如以肝为例：

若肝病可以传脾——木乘土；脾病影响到肝——土侮木；肝病影响到心——木病及火（母病及子）；肝病可以影响到肾——木病及水（子病及母）。

因此，治疗上有"虚则补其母，实则泻其子"的治疗原则。

（三）用于诊断和治疗

1. 在诊断上的应用

人体内脏的病理变化，必然显露于外，或从人的面部、声音，或从人的口味、脉象上反映出来。亦即是从望、闻、问、切四诊的范畴内出现病象。这时若用五行学说的理论，亦可以做出初步的诊断。

例如：面青、喜酸、脉弦——可判断为"肝木之病"；面赤、口苦、脉洪——可以判断为"心火亢盛"。

又如：脾虚的病人，面不见黄而反见青——为"木乘土"；心脏病人，面不见红而反见黑——为"水乘火"。

总之，以上推断病情的方法，是运用四诊，并根据五脏、五色、五音、五味、脉象的变化与五行的归属来进行诊断的。

故《难经·六十一难》说："望而知之者，望见其五色，以知其病。闻而知之者，闻其五音，以别其病。问而知之者，问其所欲五味，以知其病所起所在也。切脉而知之者，诊其寸口，视其虚实，以知其病，病在何脏腑也。"

2. 治疗立法上的应用

五行在中医临床治疗立法上意义很大，因为疾病的发生与变化，往往与内脏生克关系的异常有关，所以，治疗原则的制定，首先考虑调理内脏生克关系，防护可能影响的脏腑，否则就会误入"头病治头，脚病医脚"之歧途。

《难经·七十七难》说："见肝之病，则知肝当传之于脾，故先实其脾气。"

用五行的术语：就是见木为病，知木可能乘土，不能忘记培土。

所以，后世医家就根据五行生克的乘侮规律，制定了很多具体的治疗方法。如"培土生金""滋水涵木""扶土抑木""壮水制火""金水相生"等等。至今应用于临床，可获得满意的效果。

小结

对阴阳学说的看法有如下几点

1. 阴阳学说是古代的哲学理论，是祖国医学借以说明人体生理、病理的理论工具之一。它能认识到世界是物质的，一切事物都存在着相互对立、相互依存、相互消长转化的发展规律，所以它属于朴素的唯物论和自发的辩证法范畴。

2. 阴阳学说虽然长期以来，对祖国医学理论的发展起到了一定的作用，但是说理笼统、直观，不能很详细地解释人体的生命现象和全部联系，还有必要进一步研究提高。

3. 由于它带着自发的朴素的性质，对事物发展的普遍性和特殊性，主要矛盾和次要矛盾阐述得不够透彻，因而不能完全解释宇宙，不能应用于社会历史和自然历史，社会变革和自然变革等许多方面，更不能与马列主义的辩证法和毛泽东的哲学思想相比拟。

对五行学说的看法有如下几点

1. 五行学说和阴阳学说一样，来源于实践，也承认客观世界是物质所构成的，每一事物中都存在着相互资生、相互制约的关系，所以应属于朴素的唯物论和自发的辩证法思想。

2. 五行学说在中医理论和实践中，特别是在治疗立法方面起到了一定的指导作用，但是它以机械呆板的五行生克乘侮规律，解释脏腑的生理病理发展变化，势必存在着形而上学和机械唯物论的弊端。

3. 随着科学日新月异的发展，我相信有关金、木、水、火、土在中医学中的应用，一定会逐步提高到较为先进的科学水平上来，在不远的将来中医学的理论体系也会得到完善和不断发展。

复习题

1. 谈谈五行生克乘侮的含义和顺序？
2. 生与克，乘与侮之间的关系怎样？
3. 你对阴阳五行学说的看法如何？

第四章 藏 象

着 眼 点

一是掌握五脏六腑的生理功能和相互之间的关系。

二是熟悉气血津液的生成和功能。

第一节 概 述

一、藏象

脏，即内脏，是指人体的五脏六腑等各个脏器组织。藏，是指藏于体内的内脏。

象，即象征和形象的意思，是指脏腑的生理活动，病理变化反映于外的现象。王冰："象，谓所见于外，可阅者也。"张景岳在《类经·藏象篇》解释说："脏，藏也……象，形象也。脏居于内，形见于外，故曰藏象。"

总之，脏——藏也——藏居于内。

象——形象——行见于外，故曰藏象。

二、何为藏象学说？

所谓藏象学说，是研究人体内在脏腑，各组织器官的生理活动，病理变化及其相互关联和表现于外部征象的一门学问，故称藏象学说，现代又叫脏腑学说。

三、脏腑学说的形成，归纳起来有以下三个方面

1. 大体的解剖

通过大体的解剖（即是很简单的解剖），根据当时的历史条件，古代的人体解剖不可能很完备，特别是受孔子所说"身体发肤受之父母，不可损伤"的约束，所以只能做简单的解剖观察，尽管如此，对脏腑学说的产生，也起到了一定的作用。如果在《灵枢·经水》中就有："夫八尺之士，皮肉在此，外可度量切循而得之，其死可解剖而视之。其脏之坚脆，腑之大小，谷之多少，脉之长短……皆有大数。"

《灵枢·肠胃》也说："肠胃所入至所出，长六丈四寸四分，回曲环反，三十二曲也。"

《灵枢·平人绝谷》记载："胃大一尺五寸，径五寸，长二尺六寸，横屈受水谷三斗五升，其中之谷，常留二斗，水一斗五升而满。"

《难经·四十二难》记载得更为详细："肝重二斤四两，左三叶右四叶，心重十二两，脾重二斤三两，肺重三斤三两，肾有两枚，重一斤一两。"

从上述证明，可见公元前就有了解剖的事实，说明人体解剖的历史是悠久的，也是形成脏腑学说的基础知识。

2. 对生理、病理的观察

人体脏腑活动的正常和异常，可以在体表的某些部位，有其特殊的反应，这样古人就通过现象透本质，以常衡变，逐渐探索到了脏腑功能活动的规律，从而通过归纳、总结，形成了脏腑学说的理论，例如：

①因皮肤受凉而患的感冒，可出现鼻塞，流清涕，咳嗽吐痰等症状，这样古人就认识到了肺与鼻、皮毛的关系密切，从而建立了"肺开窍于鼻""肺主皮毛"的理论。

②又如情志抑郁的人，往往胁肋胀痛，食欲不振，通过调理肝脾的治疗，症状可以逐渐消失，这又认识到肝有疏泄气机，条畅情志的作用，并且在某种情况下，还能影响到脾胃的消化功能。这就是"肝主疏泄""肝木乘土"理论的产生基础。

3. 医疗实践的总结

生活的观察，大体的解剖，只能从现象上，大体上有所了解，要从本质上掌握生理、病理的变化，必须通过医疗实践反复验证，由感性到理性，不断总结，才能够有充分的较多的理性认识，所以本条是藏象学说形成的一个重要因素，例如：

①失血病人，可有心慌、心烦、面色苍白等，因而推论出"心主血脉""藏神""其华在面"，辨其证为"血不养心"。

②有的患者时常腹泻肠鸣，大便稀溏，食欲不振，四肢乏力等。因而可推断"脾居腹中""主运化""主四肢"，辨其证为"脾虚湿困"。

③治疗骨折用补肾药，可以加速骨折的愈合，因而又可以从此认识到肾精有资助生长骨骼的作用，从而产生了"肾生骨""肾主骨髓"等类似的理论。

四、藏象学说的特点

1. 具有统一的整体观念

①脏腑组织的统一性

藏象学说认为人体每个脏器组织的生理功能、病理变化，都不是单独、孤立地存在着，而是以五脏为中心，联系到六腑、五官、九窍、皮毛、肌肉等组织，共同组成一个统一体。虽然各有不同的特点和功能，但彼此之间都存在着既分工又合作的关系。

②人体与环境的统一性

本学说是以阴阳学说为理论基础，它贯穿了整体观念的精神和有机联系的观点，因而它能反映出人体内在的整体性，亦能反映人体与外在环境的统一性。例如：临床见到有不少疾病的变化，往往与气候变迁有关就是这个道理。

2. 脏腑学说所指的脏腑不单独是一个解剖学概念，而是指生理、病理概念。

中医所论的脏器和西医所论的脏器虽名称相同，但在生理、病理的含义上，却不完全一致。一个中医所论的脏腑功能，可能包括好几个西医所论脏器的作用；一个西医所论脏器的功能，亦可能分散在若干个中医所论脏腑的功能之中。

例如：中医所谈的"心"，除了代表解剖上的实体外，还包括部分神经系统、循环系统，和大脑皮层方面的某些功能，所以这就不能完全和西医解剖学上"心"等同起来。

再如：中医所说"肾"的功能，也不单独指泌尿系统，而且与生殖、内分泌的关系也非常密切。

又如：西医所论的血液循环，主要与心肺关系密切，但中医认为血的流动，除"心主血"外，还与"肝藏血""脾统血""肺朝百脉"的作用有关。

五、藏象学说的内容

主要包括两大部分

1. 谈脏腑组织的生理、病理及其相互关系。

五脏：心、肝、脾、肺、肾（亦有加心包称六脏的说法）。

六腑：胆、胃、大肠、小肠、三焦、膀胱。

奇恒之腑：脑、髓、骨、脉、胆、女子胞。

五形体：皮、肉、筋、骨、脉。

五官：耳、目、口、鼻、舌。

二阴：前阴、后阴。

2. 气、血、津、液的生理、病理及其相互之间，它们与脏腑之间的关系。

附谈：古人有论经络亦属藏象学说的范围的，名叫藏象经络学说。因为经络有一套完整的理论体系，故当代的讲义都把它作为一个独立的章节进行讨论。

六、脏腑的功能属性

1. 五脏属性：属阴，主里。功能特性：藏而不泻。

因为五脏是储藏人体精神气血等一切维持生命活动物质的，应经常保持精气丰满充盈，而不得随意外泻，故称藏而不泻。

2. 六腑属性：属阳，主表。功能特性：泻而不藏。

因为六腑主要是接受水谷等食物，进行消化、吸收、排泄的，故称泻而不藏。

《素问·五脏别论》说："五藏者，藏精气而不泻也，故满而不能实；六腑者，传化物而不藏，故实而不能满也。"

3. 奇恒之腑：①命名：奇者，异也；恒者，常也。奇恒，即是不同于一般，和正常有别。由于此六者，主蓄阴精，功用似脏，形体中空，类似六腑，既不同于五脏，又有别于六腑，形似腑，而功能似脏，是又脏又腑，非脏非腑的器官，故曰奇恒之腑。②属性：属阴，主里。③功能特性：类似五脏，藏而不泻。

4. 胆称六腑又称奇恒之腑的道理

①胆的形态中空，排泄胆汁参与消化，符合六腑的共性，故为六腑之一。

②胆贮藏的胆汁中清不浊，是清净之液，类似五脏主蓄阴精的功能特性。这样形似腑而功用似脏又符合奇恒之腑的特性，故称奇恒之腑。

总之胆贮藏胆汁的功能似脏，其形态中空似腑，故为奇恒之腑。奇恒之腑的生理、病理与脏腑关系密切，故不单独叙述，分别在有关脏腑之内讲解。

综上所述：五脏属阴主里，贮藏精气，以藏为重；六腑属阳主表，转化水谷，以通为用；奇恒之腑性能似脏，形体似腑，故称为奇恒。

复习题

1. 何谓藏象学说？包括哪些内容？有什么特点？

2. 脏与腑的属性和功能特点是什么？

3. 奇恒之腑包括哪些脏器？它们为什么称奇恒之腑？

4. 胆既是六腑之一，为什么又称奇恒之腑？

第二节　脏　腑

一、五脏

（一）心（附心包）

心位居胸中，在膈上，外应虚里（是足阳明胃经乳根穴的部位），其动应衣，有心包护卫于外。在体合脉，在志为喜，在液为汗，开窍于舌，其华在面，其经脉络小肠，故与小肠相表里。

主要功能是：主血脉，能藏神，是脏腑中最重要的脏器之一，为人体生命活动的中心，其生理作用如下：

1. 心主血脉，"其华在面"

（1）主血脉：心主血脉是指，心脏有推动血液在脉管内循环流动的作用而言。心与血、脉是密切连属的。血液含有各种营养物质，为机体生理活动之所必需。"脉"是五体之一，为奇恒之腑，是血行的隧道，能裹血液而使之周流全身，以营养脏腑发挥功能活动。"脉"之所以能够完成这个任务，主要是依赖心气的推动能力（收缩和舒胀），因而起动力作用的则是心脏。

《医学入门》："人心动则血行于诸经……是心主血也。"因此，心气的强与弱，直接关系着血脉的运行情况。

若心气旺盛，血脉充盈，则心跳节律均匀，脉律和缓有力。

心气虚弱，血脉不充，则心律不齐，脉沉细无力或结代。

故《素问·痿论》："心主身之血脉。"《素问·五脏生成论》："心之合脉也。""诸血者，皆属于心。"

（2）其华在面：面部的色泽变化，是心和血脉活动的反映，心气的盛衰，血脉的充盈或不足，可在血管丰富，组织薄嫩的体表部位面部色泽的变化上反映出来。所以说心之华在面。

例如：若心功健全，心气旺盛，血脉充盈，循环畅通，则面色红润光泽，奕奕有神。心气不足，心血亏少，血脉空虚，则面色㿠白，萎靡不振，心气虚弱，心血瘀滞，面色青紫（或紫绀），枯槁无光。

《素问·六节藏象论》："心者……其华在面，其充在血脉。"

《灵枢·决气》："血脱者，色白，夭然不泽。"

《灵枢·经脉》："手少阴（指心）气绝，则脉不通；脉不通，则血不流；血不流，则发色不泽，故其面黑如漆柴者，血先死"。

2. 心藏神

何谓神？本节所谈的神，是人体生命活动的总称。是脏腑功能活动的总体现，是精、气、血、津液等物质产生机能活动以后，外在表现的高度概括。

（1）中医所谈的神有广义和狭义之分，如《灵枢·本神》："两精相搏，谓之神。"《灵枢·平人绝谷》："故神者，水谷之精气也。"广义的神是整个人体生命活动的外在表现（包括生理、病理）；狭义的神是指人的精神意识、思维活动。

（2）心主神志：神志，具体讲是指人的精神意识、思维活动。

心主神志的含义有二

①人的精神思维与五脏有关，而心脏是调节五脏功能活动的主要脏器，为生命活动的中枢，是精神意识思维活动的发源地。对外来事物的刺激而产生的思维过程，主要是由心来完成的，故有"心藏神"或"心主神志"的说法。故《灵枢·邪客》说："心者，五脏六腑之大主也，精神之所舍也。"《素问·宣明五气》："心藏神。"

《素问·六节藏象论》："心者，生之本，神之变也。"《灵枢·本神》："所以，任物者谓之心。"《素问·灵兰秘典论》："心者，君主之官也，神明出焉。"

总之，神是生命活动的总体现，生命活动是五脏六腑功能活动的总和，而主宰脏腑功能的脏器是心，故"心主神"。

②血是神的主要物质基础，血行于脉，脉为血之腑，血脉又归心所主，可见心主神志的功能，与心主血脉的关系也是密不可分的。

故《脾胃论》："心之神……得血则生。"《灵枢·本神》："心藏脉，脉舍神。"《素问·八正神明论》："血气者，人之神。"

临床症见：①心血充足——则神志清晰，思考敏捷，精神充沛。

②心血不足——心烦失眠，多梦健忘，神志不宁。

③血热扰心——则见谵妄，昏迷，不省人事等症。

（3）中医对大脑皮层的认识：后世医家对大脑皮层的作用，并非没有认识，甚至于远在明代，就对心和脑功能有了新的看法。当然由于历史条件所限，对大脑作用的研究，远远没有现代医学认识得深刻。

如明代《医学入门》（李梴著），即把心分为血肉之心和神明之心。清代《医林改错》（王清任著），即明确指出："灵机记性不在心在脑。"明王宏翰的《医学原始》中也说："耳目口鼻聚于首，最显最高，便于接物。耳目口鼻之所导入，最近于脑，必以脑先受其象而觉之，而寄之，而存之也。"

3. 开窍于舌

舌主味觉，心经的别络上行通于舌，因而心的气血与舌相通，所以心功能的盛衰，往往首先从舌上反映出来。故有"舌为心之苗""心开窍于舌"的说法。

临床症见：①心血充足——则舌体柔软红润，运动灵活，味觉敏感。

②心血不足——则舌体淡白，味觉迟钝。

③心血瘀滞——则舌质紫暗，或有瘀点。

④心经有热，心火炎上——则舌体红绛或糜烂。

⑤心热炽盛，痰迷心窍——则舌强，言謇。

故《素问·阴阳应象大论》说："心在窍为舌。"《灵枢·脉度》："心气通于舌，心和则舌能知五味矣。"《千金方·心脏脉论》："舌者，心之官，故心气通于舌。"

4. 心主汗液

汗是体内津液所化，津液是血液的组成部分，而血又被心所主，故"心主汗"，亦有"汗为心之液"的说法。

发汗过多的患者，容易伤津耗血，则出现心悸；反之津亏血少的病人，往往汗源不足，多出现无汗证。这就是"亡血家不可发汗""夺血者无汗""夺汗者无血"

"血汗同源"的道理（《灵枢·营卫生会》）。

临床还见到不少，因心气虚，气不固摄的自汗证，或心阴虚，心火亢盛的盗汗证，这都是属于病理性的汗证。

附：心包

心包又称心包络，是心脏的外围组织。

命名：心包是包裹心脏的一层外膜故名，其上布有很多通行气血的络脉，故又称心包络。

功能：心包络有保护心脏的作用。当外邪侵犯心脏时，包络先受其邪，以免病邪直接侵犯心脏。

故《灵枢·邪客》说："故诸邪之在于心者，皆在于心之包络。"

如温病上所说的温邪内陷，所出现的神昏、谵语等心神症状，就是"热入心包"。

因而，通常所说的心病，多半是指邪在心包络。

复习题

1. 你对心主血脉，心主神志是怎样理解的？

2. 为什么说"舌为心之苗"？

（二）肺

肺在五行属金，位于胸腔，上连气道，外应胸膺，在体合皮，开窍于鼻，在志为忧（悲），在液为涕，其华在毛，喉为门户，其经脉下络大肠，故与大肠相表里。

主要功能是：主气，司呼吸，有宣发与肃降的作用。

其生理作用有如下几点

1. 主气，司呼吸

肺主气有以下两方面的含义：

（1）肺主呼吸之气：即是指肺主管呼吸，为体内外气体交换的场所。人体通过肺的呼吸作用，呼出体内的浊气（二氧化碳），吸入自然界之清气（氧气）。这样呼浊吸清，吐故纳新，保持了清浊之气的新陈代谢，使体内之气与自然之气得到了交换的机会。所以，有"肺主呼吸"的说法。

《素问·阴阳应象大论》说："天气通于肺。"《医宗必读》（李中梓著）也说："肺叶白莹，谓之华盖，以覆诸脏，虚如蜂巢，下无透窍，吸之则满，呼之则虚，一呼一吸，消息自然，司清浊之运化，为人身之橐籥。"

（2）肺主一身之气：①由于肺与宗气的生成有密切关系。因为宗气是由水谷之精气与肺所吸入的自然之清气，在肺中结合而产生的；②是因为肺对全身之气有调节作用，因为肺主呼吸，呼吸是全身之气升降出入运动的主要形式，以维持肺有节律的呼吸，气有正常的升降出入，所以从这个意义上讲，肺也起到了主持一身之气的作用。

故《素问·五脏生成论》说："诸气者，皆属于肺。"

临床多见：肺主气功能正常，则呼吸均匀，气道通畅；肺气不足，则呼吸无力，语言低微，或少气不足一息；肺气闭郁，则胸满咳嗽，喘息气急等（肺气实的症状）。

总之，肺主气功能失常，就会出现清气不能入，浊气不能出，宗气不能生，血脉就瘀阻，呼吸要停止，生命就结束。

2. 主宣发，外合皮毛

（1）宣发的含义：肺主宣发是指肺有宣散发布卫气和津液，以温养肌腠、皮肤的作用而言。

《灵枢·决气》说："上焦开发，宣五谷味，熏肤，充身，泽毛，若雾露之溉，是谓气。"

（2）皮毛的含义和作用：皮毛位于体表，为人体抗御外邪的屏障，包括皮肤、汗孔、毫毛等组织。有分泌汗液，调节体温，抗御外邪的功能。

（3）肺与皮毛的关系

①皮毛之所以能发挥以上作用，主要是它依赖肺宣发的卫气与津液的温养。

②肺主呼吸而皮毛有助肺散气调节呼吸的作用。

③皮毛的开合由肺脏进行调节，所以二者关系非常密切。

如《素问·阴阳应象大论》："肺生皮毛。"《难经·二十四难》："太阴者，肺也，行气温于皮毛者也。"《素问·生气通天论》："日西而阳气已虚，气门乃闭。"后世医家亦有"遍身毛窍，俱暗随呼吸之气以为鼓伏"的理论。唐容川在《医经精义》中说"皮毛有宣肺气"的作用。

总之，这都说明肺与皮毛的关系是密切的。如临床常见肺与皮毛有关的证候：

①有因皮毛受风寒而犯肺者，症见发热恶寒、咳嗽、鼻塞等肺气不宣证，这种外感病必须从肺着手治疗。《素问·咳论》："皮毛者，肺之合也，皮毛先受邪气，邪气以从其合也。"

②亦有因肺气虚不能宣发卫津于皮毛者，则见皮肤憔悴、枯槁、脱屑，自汗或无汗，或者多发感冒（卫气不足，津液缺乏）。

③如烧伤进行切皮、缝皮、植皮手术时，镇痛中选与肺有关的穴位，可提高切皮、缝皮的镇痛作用，亦即此义。又如治疗神经性皮炎，针刺耳部肺穴，也是这个意思。

3. 主肃降通调水道

（1）肃降的含义：肃降是指肺宜清净下降，不宜燥热壅满或上逆的生理特点而言。后世医家称"肺为娇脏"，也有这方面的含义。

（2）肃降的内容

①肃降肺气：肺主气，居于上焦，肺气的特点是清肃下降为顺，上升壅满为逆。若肺失清肃，气不得降，即可出现咳嗽、胸闷、喘息等肺气上逆的病症。

②肃降水液：肺通过肃降的作用还参与了水液的运行和排泄。它可以使机体上焦的水液源源不断地下输于膀胱，以保持小便的通利。故有"肺主行水"和"肺为水之上源"的说法。

《素问·经脉别论》："饮入于胃，游溢精气，上输于脾。脾气散精，上归于肺，通调水道，下输膀胱。"

若肺失去肃降水液的作用，不能通调水道，水液不能下达于膀胱，则见尿少、小便不利；停滞于肺，则见痰饮；泛溢肌肤，则出现水肿。

（3）宣发与肃降的关系：宣发是向上向外，散发卫津，可使气津布散于体表，温润皮肤组织，以防外邪侵犯，肃降是向下向内沉降水气，可将上焦之水液，源源不断地下降入膀胱，以免水湿停留。二者一上一下，一内一外，有宣有降，才能水气通调，呼吸均匀，经常保持着内外气体的交换和水液代谢的平衡。

例如：宣降正常，则肺气通畅，呼吸均匀；肺气不宣，则见发热、恶寒、鼻塞、咳喘；肺失肃降，则见胸闷、胁胀、咳嗽、气急等症。

可见《素问·至真要大论》所言："诸气膹郁，皆属于肺"是有道理的。

4. 开窍于鼻，喉为门户

鼻腔、喉咙、气道是肺的附属器官，中医统称为"肺系"。

（1）肺与鼻的关系

鼻主嗅觉，肺主呼吸，鼻腔是呼吸的通道，鼻通气与否，嗅觉的灵敏程度，必须依赖于肺气功能的正常，鼻腔才能通利，嗅觉才能灵敏。所以，称"鼻为肺之窍"。

《灵枢·脉度》也说："肺气通于鼻，肺和则鼻能知臭香矣！"

现举例说明如下：

①肺脏受邪，从口鼻而入者居多。

②肺气不宣常见鼻塞不通，嗅觉失灵。

③肺热壅盛，常见喘促，鼻翼翕动。

④鼻红鼻肿，往往是肺与大肠郁热所致，这种把鼻的变化，作为推知肺功能正常与否的依据，亦赖鼻为肺窍的关系。

（2）肺与喉的关系

喉咙是呼吸的门户，发音的器官，是肺的经脉通过的地方，喉的通气和发音，直接受着肺气的影响，所以不论肺的实虚证，都可以引起咽喉不利，声音嘶哑，或失音等咽喉部位的病变。

复习题

1. 试述肺的主要生理功能？

2. 皮毛有什么作用？肺与皮毛有什么关系？

（三）脾

概述：脾位于中焦，与胃以膜相连，外应于腹，在体合肉，在志为思，在液为涎，开窍于口，其荣在唇，其经脉络胃，故与胃相为表里。

主要功能是：主运化升清，主统血，主肌肉及四肢，为气血生化之源，"后天之本"。

生理功能主要有以下几点

1. 主运化，升清

（1）主运化：脾主运化是指水谷的消化吸收和输布过程而言。包括运化水谷之精微和运化水湿两个方面。

①运化水谷精微：主要是指脾有帮助胃肠消化水谷，吸收转输精微物质的功能而言的。食物的受纳腐熟在胃，其中营养物质的吸收输布，则在于脾。脾将营养物质吸收后，转输到肺与心，经肺的宣发肃降，通过经脉和三焦之道路，布散到全身各处，内而五脏六腑，外而四肢百骸，以发挥其营养作用，从而维持人体的生命活动和生长发育。

脾主运化：脾功能强健（习称脾气健运），则消化吸收，转输功能旺盛，则气血生化有源，机体健康少病。脾气虚弱（习称脾气不健或脾气弱），则运化无力或障碍，则出现纳呆、腹胀、便溏、倦怠、消瘦、营养不良等病症。

②运化水湿：脾不仅能运化水谷之精微，而且通过运化能力，还可以调节水液的运行吸收和排泄。它把水液转运到各个组织中去，既能使各脏器得到水液的充分濡润，又不至于造成水湿邪气的潴留而为患。所以，脾的运化功能也是保障机体水液代谢平衡的一个重要条件。

若脾的这一运化水湿功能发生障碍，可出现一系列的水湿潴留的病变，当然，根据水湿停留的部位不同，而出现的症状也不一样。

例如水湿：停留胸膈——生饮生痰；溢于肌肤——形成水肿；停留肠间——出现泄泻；留于腹腔——造成腹水。

故《素问·至真要大论》："诸湿肿满，皆属于脾""脾病生湿""脾虚肿满"等皆是因脾的运化水湿功能失常而言。

（2）脾主升清："升"是上升，"清"，泛指精微物质，升清和降浊是相对而言的。脾主升清，即是指脾气的运动特点，以上升为主，能够使饮食物精微上输于心肺，通过心肺等脏器的作用，化生气血，以营养全身，故曰"脾以升为健"。

若：脾升清功能正常，则水谷精微能正常吸收输布；脾不能升清，水谷不能运化，气血生化无源，则见神疲乏力，头晕目眩，腹胀，泄泻等；脾气不升而下陷，则见久泄，脱肛，阴挺，甚或内脏下垂等病。

（3）为什么称脾胃为后天之本：所谓后天，是指人体出生以后而言。人体脱离母体以后的生长、发育，主要依赖气血作为物质基础，气血为饮食水谷之精微所化，而运化水谷之精微的主要脏器是脾脏和胃腑，所以脾胃有"后天之本"的称号。

2. 主统血

统有统摄、控制、管辖之意。

脾统血是指脾能统摄周身之血液，使其正常循行于脉道之中，而不逸于脉道之外而言。脾之这一功能，是依赖于脾气充盛来完成的。

具体说来有以下三点

①脾主运化，为气血生化之源，脾气健运，则气血充盈，脉得气血之充养，则裹血有力；

②脾主中焦，化生营气，营气是血中之气，气能帅血，血由气摄，血循正道而不失其轨；

③脾气健旺，升清正常，血化有源，行有所统，血液能正常运行于脉内而不外逸。

总之，脾统血与"气能摄血"的含义是相同的。

《血证论·脏腑病机论》："经云脾统血，血气运行于上下，全赖于脾，脾阳虚，则不能统血。"正如《医碥》中所说："脾统血，血随气流行之义也。"《难经·四十二难》："脾主裹血，温五脏。"

若脾虚气弱，不能统摄血液，血不循经，溢于脉外，则可引发某些慢性出血疾患，如气虚下陷之便血，心脾两虚之崩漏，以及脾虚气弱之紫斑和肌衄等。

3. 主肌肉四肢

（1）主肌肉：由于"脾为后天之本"，气血生化之源，而全身的肌肉，皆依赖脾胃所化生的气血来濡养，故有"脾生肉"的理论。

《素问·痿论》说："脾主身之肌肉。"《素问集注·五脏生成》："脾主运化水谷之精，以生养肌肉，故主肉。"

所以，主肌肉：脾气健运，气血充盈，肌肉得养，则肌肉丰满壮实；脾虚不运，气血不足，肌肉失养，则全身筋肉逐渐消瘦或萎缩。

（2）主四肢：四肢的功能活动，除与筋骨有关外，还要依赖阳气的温养和肌肉的收缩，方能运动自如，灵活有力，这种阳气虽为胃中饮食所化，但必须经过脾转输的水谷之精微，才能够供给于四肢，所以四肢功能正常与否，与脾的运化有着密切的关系。

若脾气健旺，营养充分，清阳之气充达四肢，则四肢肌肉丰满，轻劲灵活有力；脾失健运，营养不足，清阳不布四肢，则四肢肌肉萎软，消瘦，倦怠乏力。

《素问·阴阳应象大论》："清阳实四肢。"

《素问·太阴阳明论》："四肢皆禀气于胃而不得至经，必因于脾乃得禀也。今脾病不能为胃行其津液，四肢不得禀水谷气，气日以衰，脉道不利，筋骨肌肉皆无气以生，故不用焉。"

4. 开窍于口，其华在唇

（1）开窍于口：脾主运化，口腔是消化道的一部分，二者在水谷的受纳和运化方面是统一协调的，脾气通于口，口腔可以反映脾的运化功能和食欲口味的情况，故称口为脾之窍。

脾开窍于口：脾气健运，则食欲旺盛，口味正常，不择饮食；脾胃有病，则食欲减退，口味异常，或口淡口腻，口舌有口臭等。

故《灵枢·脉度》说："脾气通于口，脾和则口能知五谷矣。"《图书编·脾脏说》："食不消，脾不转也；不欲食者，脾中有不化之食也；食不下者，脾寒也；好食甘味者，脾不足也。"

（2）其华在唇：既然脾为气血生化之源，脾主肌肉，口唇的肌肉需赖脾的营养；口唇肌肉薄嫩，反应敏感；脾气通于口，口唇为摄入食物的门户；脾与胃相表里，胃的经脉环绕口唇一周。因此，通过观察口唇色泽之变化，不仅了解到全身气血的状况，而且亦可测知脾胃运化水谷精微的功能状态。

脾其华在唇：脾气健旺，肌肉得养——则口唇红润光泽；久病脾虚，肌肉失养——则口唇淡白，或萎黄不华；脾胃郁热——则唇红、唇绛，甚至唇裂。

故《素问·五脏生成论》说："脾之合肉也，其荣唇也。"《素问·六节藏象论》说："其华在唇四白，其充在肌。"《素问·集注》："脾乃仓廪之官，主运化水谷之精，以生养肌肉，故合肉；脾开窍于口，故荣在唇。"

鉴于脾与口唇的关系，故观察口唇之色泽，及询问口味之正常与否，在诊断上有一定的意义。

复习题

1. 何谓运化？何谓升清？脾主运化包括哪些具体内容？

2. 脾统血的含义是什么？脾为什么能够统摄血液？

3. 为什么把脾称为"后天之本"？

4. 脾与四肢、肌肉、口、唇有什么关系？

（四）肝

概述：肝位于胁下，外应两胁，在体合筋，在志为怒，在液为泪，开窍于目，其华在爪，其经脉络胆，故与胆相为表里。

主要功能是：主疏泄，主藏血。

肝的生理功能主要有以下几点

1. 主疏泄：肝主疏泄是指肝性柔和，疏通畅达，不郁不亢的生理特点而言。肝的疏泄功能表现按讲义上讲是三个方面。而实际上主要表现在以下两个方面：

（1）疏泄气机，调节精神：肝气的特点是喜条达而恶抑郁，有升（生）发透泄的作用。它关系着全身气机的调畅问题。气机的升降出入是脏腑功能活动的基础形式，所以，气机畅通与否，不仅关系到本脏，影响着其他脏腑功能，而且也关系到全身精神情志的变化。因而，肝疏泄正常，气机和调，心平气和，心情舒畅，肝疏泄失常，情志抑郁，沉闷，或者过亢兴奋，从而出现一系列的症状。

如精神抑郁的症状是：胸胁胀满，乳房胀痛，郁郁不乐，多疑善虑，沉闷欲哭；精神亢奋的症状是：急躁易怒，头胀头痛，失眠多梦，血压升高，哭笑不休。

反过来讲，精神的异常变化，除有内在因素外，另外还有外界的精神刺激，如因诬陷或冤假错案，或祸害之虑，或苦吏之刑，或大恼大怒等引起的精神疾病均属于伤肝，影响肝的疏泄功能而造成，所以有"暴怒伤肝"的理论。

（2）疏泄胆汁，协助运化：肝的疏泄功能不仅可以调畅气机，疏泄情志，而且还是促使胆汁分泌排泄，协助脾胃升降，保持消化功能正常的一个重要条件。假若肝疏泄功能失常，不仅影响脾的升清，还能影响胃的降浊，从而出现一些消化功能不良或紊乱的病变。

临床上常碰到因肝疏泄失常而见到的肝脾症状如下：

疏泄失常：肝气郁结——胸胁胀痛，急躁易怒。

肝气犯胃——兼见纳呆呕吐，恶心，嗳气等（胃气失降）。

肝脾不和——兼见腹胀便溏（脾气失升）。

如《素问·宝命全形论》："土得木而达。"《血证论》说："木之性主于疏泄，食气入胃，全赖肝木之气以疏泄之，而水谷乃化。"其次，因为肝疏畅气机，气能行水，所以肝借助疏泄的作用，还可以疏利三焦，通调水道，推动水液的代谢。如鼓胀（肝硬化腹水），即是典型的病例。

《金匮要略·水气病篇》说："肝水者，其腹大，不能自转侧，胁下腹痛。"

气机不畅，水液不行的机制：气机不畅，瘀血阻滞，经脉不利，水液不行，形成水肿。

2. 肝藏血

肝藏血，主要是指肝脏有贮藏血液，调节血量的作用而言。肝有"血库"之称。

血液在脉内的流动量，是随着人体的活动情况而增减的。当人体劳动活动量大的时候，机体的血液需要量增多，肝就把所贮藏的血液，输送到各个组织器官，以供应正常技能活动的需要。当休息安静或入睡的时候，全身各器官的功能活动相对减弱缓慢，所需要之血量相应减少，大量的血液即归于肝脏贮藏起来，这种生理的贮藏和调节，肝起到了决定性的作用。

《素问·调经论》："肝藏血。"唐代王冰说："肝藏血，心行之，人动则血运于诸经，人静则血归于肝脏，肝主血海故也。"《素问·五脏生成论》："人卧血归于肝。"《医学入门》："人动则血运于诸经，静则血归于肝。"

若肝藏血功能失常，会出现一些血液方面的病变。

肝藏血失常：肝血不足，则两目昏花，筋肉拘挛，屈伸不利，妇女月经量少或经闭；肝气横逆，血随气乱，则见吐血，衄血，妇女血崩等症。

藏血与疏泄的关系：疏泄重在条畅气机，藏血实为调节血液，气与血，如影随形，气行则血行，气滞则血滞，疏泄正常，气机条达，血流无阻；疏泄失常，气机郁滞，气不行血，则气滞血瘀。

《血证论》："肝属木，木气冲和条达，不致遏郁，则血脉得畅。"

①例如：肝疏泄失常而致的气滞血瘀证：可见胸胁刺痛，经行不畅或有血块，甚至经闭、癥瘕。

②若因暴怒伤肝，肝气上逆，血随气上涌，则见面红目赤，呕血，衄血。

3. 主筋，其华在爪

（1）筋的含义和作用：筋，即筋膜，附着于骨节。筋的收缩弛张，能使关节运动自如，是联络关节、肌肉，主司运动的一种组织。

《素问·痿论》："宗筋主束骨而利机关也。"《素问·宣明五气论》："久行伤筋。"

（2）主筋：肝所以主筋，是因为全身筋膜都是依赖肝血的濡养，才能强健有力，保持关节的屈伸活动自如。

《素问·经脉别论》说："食气入胃，散精于肝，淫气于筋。"《素问·痿论》也说："肝主身之筋膜。"

若肝血不足，筋失所养，则轻则不耐劳动，重则筋骨无力，关节屈伸不利。若邪热劫津，津伤血耗，血不养筋，则四肢抽搐，角弓反张。

（3）其华在爪，爪即爪甲（手指甲，足趾甲），爪为筋之余，津为肝所主，筋赖肝血的所生，爪的营养来源和筋相同，因此，肝与筋之虚实盛衰，常常可以从爪甲的变化上反映出来，故望爪甲对判断肝与筋的生理病理有一定的参考价值。

其华在爪：肝血充足，筋力健壮，则爪甲坚韧，透明光泽；肝血不足，筋骨无力，则爪甲薄软，枯槁灰暗无光，甚至变形脆裂。

故望指（趾）甲，对判断肝与筋的生理病理有一定参考价值。

《素问·五脏生成论》说："肝之合筋也，其荣爪也。"

4. 开窍于目

目主视觉，虽然受五脏六腑之精气的滋养，但与肝脏关系最为密切，因为肝的经络直接联于目系，而且视力，还要依赖肝血的濡养，才能正常，所以，目为肝之窍。

临床多见：肝阴不足，则两目干涩；肝血不足，则夜盲，视物不清；肝经风热，则目赤痒痛；肝火炎上，则目肿生翳；肝阳上亢，则头晕目眩；肝风内动，则二目直视天吊。

《灵枢·脉度》："肝气通于目，肝和则目能辨五色矣。"《素问·五脏生成论》："肝受血而能视。"

复习题

1. 什么叫气机？肝气特点是什么？肝主疏泄对情志、消化等方面有什么关系？
2. 肝藏血的含义是什么？它与心主血、脾统血有何内在联系？
3. 肝气郁结，肝胃不和，肝脾不和的主要症状表现是什么？

（五）肾

概述：肾在五行属水，位于腰部，左右各一，外应于腰，在体合骨，在志为怒，在液为唾，开窍于耳，其华在发，其经脉络膀胱，故与膀胱相表里。

它的主要功能是：藏精，生髓，主骨，主水，为生殖发育之源，称"先天之本"。

生理功能主要有以下几点

1. 藏精，主发育与生殖

（1）精的概述：精，有精华，精粹之义。精是人身最宝贵的物质。

①精的含义：精是人类生命产生的原始物质，是构成各组织器官的基本物质，也是机体各种机能活动的物质基础，故精有"身之本"的说法。

精有广义和狭义之分。广义之精，包括肾精、血液、津液；狭义之精，则单指肾精（本节所讲的精）。

精分先天之精和后天之精。先天之精，亦称生殖之精；后天之精，则称水谷之精或叫脏腑之精。

②先天之精的来源和作用

来源：本精来源于父母的生殖之精，是男女两性媾精之精（卵子、精子）。因为这种精，来源于父母，禀受于先天，故称先天之精。

作用：由于本精是男女媾精之精，所以它是胚胎形成的原始物质，胎儿依此得以苗壮成长。出生以后本精又不断发挥它的生命力，因此，本精为婴儿生长发育的要素。当人发育到一定年龄时，本精成为生长繁殖下一代最基本物质的组成，成了生长繁殖下一代的精。

《灵枢·决气》："两神相搏，合而成形，常先身生，是谓精。"《灵枢·经脉》说："人始生，先成精，精成而脑髓生，骨为干，脉为营，筋为刚，肉为墙，皮肤坚而毛发长。"

③后天之精的来源和作用

来源：本精来源于饮食水谷，故称水谷之精，由后天脾胃所化生，故称"后天之精"。因它能充养脏腑，故又叫"脏腑之精"。

作用：营养五脏，灌溉六腑，保障生长发育，维持生命活动，是各脏腑功能活动的物质基础，又可进一步输送其精华下藏于肾，不断补充和滋养先天之精。

《素问·上古天真论》："肾者主水，受五脏六腑之精而藏之，故五脏盛，乃能泻。"

④先后天之精的关系

先天之精和后天之精不是孤立存在的，二者是相互依存，彼此促进着的，先天之精的旺盛有赖于后天之精的培育和充养，后天之精的化生，又依赖先天之精的活力蒸化和资助，二者相辅相成，结合成肾中精气，发挥其应有的生理效应。

总之，祖国医学对精看法很重视，认识到精既是生命产生的原始物质，又是维持生命活动的物质基础，既关系到人体脏腑功能活动的强弱，又具有生殖繁衍后代的能力。先天之精和后天之精均归肾所藏，所以肾气的盛衰，直接和人的生长发育和生殖能力有关，前人把肾称之为"先天"或者叫"肾主先天""肾为先天之本"，即是其意。

（2）精与发育和生殖的关系

人的生殖能力和生长发育，主要决定于肾精的盛衰。如人从幼年（女7岁，男8岁）开始，肾精逐渐充盛，有了齿更发长的变化；发育到青春时期（女14岁，男16岁），肾的精气充盈，产生一种"天癸"的物质，它能促使男子产生精子，女子按期排卵，出现月经，同时，性机能成熟，有了生殖能力；直到壮年（女35岁，男40岁），肾精开始逐渐衰弱，形体开始衰老，颜面开始憔悴；待到老年（女49岁，男64岁）时，天癸衰竭，肾精减少，性机能和生殖能力，逐渐减退或消失，形体衰退，直至死亡。可见肾精的盛衰，直接关系到人的生长壮老，和生育繁殖的整个过程。

所以，临床见到的女子不孕，男子不育，发脱齿枯，以及小儿的五迟（站立、行走、长发、生齿、说话），五软（头项、口、手、足、肌肉）等筋骨萎缩之类的病变。皆与肾精亏虚有关。

如《素问·上古天真论》说："女子七岁肾气盛，齿更发长。二七而天癸至，任脉通，太冲脉盛，月事以时下，故有子。三七肾气平均，故真牙生而长极。四七筋骨坚，发长极，身体盛壮。五七阳明脉衰，面始焦，发始堕。六七之阳脉衰于上，面皆焦，发始白。七七任脉虚，太冲脉衰少，天癸竭，地道不通，故形坏而无子也。丈夫八岁肾气实，发长齿更。二八肾气盛，天癸至，精气溢泻，阴阳和，故能有子。三八肾气平均，筋骨劲强，故真牙生而长极。四八筋骨隆盛，肌肉满壮。五八肾气衰，发堕齿槁。六八阳气衰竭于上，面焦，发鬓斑白。七八肝气衰，筋不能动。八八天癸竭，精少，肾脏衰，形体皆极，则齿发去。肾者主水，受五脏六腑之精而藏之，故五脏盛，乃能泻。今五脏皆衰，筋骨解堕，天癸尽矣，故发鬓白，身体重，行步不正，而无子耳。"

（3）肾阴与肾阳

①含义：肾阴又称肾精、元阴、真阴、真水；肾阳又称肾气、元阳、真阳、真火。二者概括了肾脏生理功能不同的两个方面。

②功能：肾阴是人体阴液的根本，有滋养濡润脏腑的作用；肾阳是人体阳气的发源地，有温煦生化，推动脏腑活动的能力。

总之，肾阴是物质基础，五脏之阴气非此不能滋，肾阳是生命动力，五脏之阳气非此不能发。

③二者的关系：由于二者都是以肾所藏的精为物质基础所化生的，所以平常所说的肾的精气包括肾阴、肾阳两个方面。它们存在着相互制约、依存和平衡的关系。若一旦因某种原因破坏了这种平衡协调，即形成肾的阴阳失调的病理变化。

④肾阴肾阳的病理表现有以下几点

肾阴虚：可见眩晕耳鸣，潮热，五心烦热，盗汗，男子遗精，女子梦交等虚火妄动的病变。

肾阳虚：可出现精神疲惫，腰酸冷痛，形寒肢冷，小便频数，男子早泄，阳痿，女子宫寒不孕等生殖机能衰退的病变。

阴阳俱虚：肾阴虚到一定的极点，可累及肾阳；肾阳虚到一定的程度可伤及肾阴，即所谓阴损及阳，阳损及阴；既有阴虚症状，又有阳虚的表现，则称为阴阳两虚证。

肾亏（肾气亏或肾精亏）：可见头晕目眩，腰酸痿软，健忘失眠等症。

总之，见热象者，为肾阴虚；见寒象者，为肾阳虚；寒热并见者，为阴阳俱虚；寒热俱无者，为肾精亏损（或肾亏气虚）。

2. 主水液

肾主水，是指肾有主持与调节水液代谢平衡的功能而言，体内水液的潴留，分布与排泄，虽与肺之宣降，脾之运化有关，但起主要作用的还要靠肾的气化作用，所以肾是机体最重要的水液代谢器官。故有"肾为水脏"，"主开阖"的说法。《素问·逆调论》说："肾者，水脏，主津液。"

（1）机体水液代谢过程

水饮入胃，通过胃的受纳，脾的吸收，上输于肺，经肺的宣发，清中之清（含营养多的部分），供养各组织器官的需要，而清中之浊（含营养少的部分），经肺之肃降通调，经三焦而下归于肾，再通过肾阳的升腾气化，清浊分离，清者上升，浊者下降。而浊中之清者（有用物质），复上升至肺，再由肺转输于机体各部供其应用；浊中之浊者（无用部分），下行流入膀胱，通过膀胱气化作用，经尿道排出体外。此外，一部分经组织使用后，变化为汗液从腠理排泄。这即是水液在体内代谢的大概过程。

在这个水液代谢过程中，肾中阳气是起重要作用的。因此，肾阳不足，气化功能失常，临床多见小便不利，遗尿水肿等水液代谢障碍的病变。

《素问·水热穴论》："肾者，胃之关也，关门不利，故聚水而从其类也，上下溢于皮肤，故为浮肿。浮肿者，聚水而生病也。"

（2）根据分析综合，肾阳在水液代谢方面的作用有以下三个方面：

①肾阳可以使水化气，使气化水。由于肾阳的蒸化作用，它既可使饮食中的水液转化为人体可利用之气，即有用的津液，又可使气（即使用后的津液）转化成无用之水而排出体外。

②肾阳能帮助脾阳运化。肾阳为一身阳气之根，能帮助脾阳运化水湿，以免水湿潴留。

③肾阳能助膀胱启闭开合。膀胱虽然有贮津排尿的功能，但必须依赖肾阳的气化，只有在肾阳充足，气化旺盛的情况下，膀胱才能正常启闭开合。

3. 肾主纳气

纳是收纳、摄纳，有入的意思。肾主纳气，意思是肾有助肺呼吸，对气有向下摄纳，吸引的作用而言（亦称纳气归元）。呼吸虽由肾所主，但吸入之气，必须下纳于肾（肾的经脉上连于肺），故有"肺主呼气，肾主纳气""肺为气之主，肾为气之根"的说法。

若肾气充足，摄纳正常，则肺气通畅，呼吸均匀；若肾气虚弱，纳气不足，则呼多吸少，动则气喘，吸气困难。临床常见久病咳喘的患者，特别是年老肾亏者，多属"肾不纳气"的证候。

4. 主骨生髓，通于脑，其华在发。

①肾与骨髓：肾能藏精，精能生髓，髓充骨腔，营养骨骼，所以说"肾主骨""肾生骨髓"。

其实，肾主骨生髓，也是肾的精气促进生长发育功能的一个方面。如孙沛说："肾为先天之本，藏精之所，精生髓，髓养骨，故主骨。"《素问·痿论》也说："肾主身之骨髓。"

肾与骨髓：肾精充盈，骨髓生化有源，骨骼得养，则骨质坚硬有力，发育正常；肾精虚弱，骨髓化源不足，骨失所养，则骨骼软弱无力，发育不良或畸形；肾为邪气所伤，导致肾精不足，骨髓空虚，则腰酸痿软，下肢痿缩不能行动。

故《素问·痿论》："肾气热，则腰脊不举，骨枯而髓减，发为骨痿。"

所以，骨的生长发育和修复，均依赖肾脏精气的濡养。因之不少补肾的药物大多都有加速骨质的生长，促使骨折愈合的能力（如熟地、杜仲、狗脊、鹿茸、川断等）。

如小儿科所见到的小儿囟门迟闭，骨软无力（佝偻病），常是由于先天之精气不足所导致（如小儿吃胎盘粉，妇女怀孕后适当服些钙剂，都是为了治疗和预防这些病）。

②肾与脑：由于肾能藏精生髓，髓有骨髓、脊髓和脑髓之分，骨髓营养骨骼，又上通于脑，脑为髓聚而成，所以肾与脑关系也很密切。

《素问·五脏生成论》："诸髓者皆属于脑。"《灵枢·海论》："脑为髓之海。"

此外，脑又主持人的精神思维活动，与心藏神的功能相似，所以又有"脑的实质属肾，功能属心"的说法。

李时珍说："脑为元神之府。"王清任说："灵机记性在脑。"

肾与脑：肾精足，脑海充，则记忆力强，耳灵目明，身体健壮。肾精虚，脑海空，则健忘失眠，耳鸣目眩，四肢酸软。

《灵枢·海论》："髓海不足，则脑转耳鸣。"

③肾与齿："齿为骨之余"，骨为髓所养，髓生于精，精归肾所藏，所以牙齿的充养，坚固与否，与肾精的盛衰有着间接的联系。肾精足，则牙齿坚固，肾精亏，则牙齿松动、早脱（如老年人易掉牙）。

④肾与发：肾藏精，精化清血，毛发营养来源于血，其生机则根源于肾。因此，发为肾之外侯，其生长与脱落，润泽与枯槁，与肾精的盛衰有很大关系，故有"发为血之余""肾之华在发"的说法。

例如：青壮年，肾精充沛，血气旺盛，则头发茂密，色黑光泽；年老人，肾气虚衰，精不生血，则头发稀疏易脱，色白枯槁不润。

肾藏精，精生髓：骨髓—充养骨腔，营养骨骼——齿为骨之余；脊髓——上通于脑，脑为髓聚——脑为髓之海。精化血——血能养发——发为血之余。

肾精足：骨质坚硬有力，发育正常；脑海充，记忆力强，耳灵目明，身体健壮；牙齿坚固；发茂密，色黑光泽。

肾精亏：骨质软弱无力，发育不良或畸形；脑海空虚，健忘失眠，耳鸣目眩，四肢软弱；牙齿松动，早脱；头发稀疏，易脱，色白不润。

《素问·痿论》："肾主身之骨髓。"《素问·五脏生成论》："诸髓者皆属于脑"

"肾之合骨也，其荣发也。"《灵枢·海论》："脑为髓之海……髓海不足，则脑转耳鸣。"

5. 肾开窍于耳及二阴

①开窍于耳：耳主听觉，听觉系于脑，脑为髓之海，髓由精生，肾能藏精，故听觉之正常与否，决定于肾精盛衰。肾和精充，则听觉灵敏，肾虚精少，则耳鸣、耳聋。

《灵枢·脉度》："肾气通于耳，肾和则耳能听五音矣！"《医林改错》："两耳通脑，所听之声归于脑。"《灵枢·决气》也说："精脱者，耳聋。"

②开窍于二阴：人的生殖归肾所主，尿液的排出依赖肾阳的气化，大便的排泄亦受肾阳的温煦，二便与生殖机能，皆与肾有密切关系，所以有"肾司二阴"的说法，例如：

若肾阳不足：可见到小便不利、尿频，尿多、阳痿、早泄（前阴的症状亦可出现），大便溏薄、五更泄泻（后阴的表现）。

肾阴不足：可见大便秘结，亦可见梦与鬼交，遗精滑精，小便如脂膏或下消症候。

附一　命门

1. 位置：位于下焦，附于肾，或者两肾之间，其气与肾通。

2. 名称：命门这个名称最早见于《内经》，它所说的命门，指的是眼睛和睛明穴。《灵枢·根结》："命门者，目也。"《素问·阴阳离合论》："太阳根起于至阴，结于命门。"

3. 功能：命门主人体的真火（元阳），是真火的发源地。而此火是人体生命活动的根本动力，脏腑经脉的功能活动，都是依赖命门火的温养和推动，才能发挥其正常作用。因此，命门火衰竭、生命也就结束。

《难经》："命门是五脏六腑之本，十二经经脉之根，呼吸之门，三焦之原。"

4. 对命门的探讨

①功能部位，左肾右命门：把命门当作脏器提出来的首见于《难经·三十六难》："肾两者非皆肾也，其左则为肾，右则为命门。"

②是指肾阴肾阳：张景岳在《景岳全书》中说："命门为元气之根，为水火之宅，五脏之阴气，非此不能滋，五脏之阳气非此不能发。"认为命门的功能包括肾阴、肾阳两个方面。

③是人身阳气在两肾之间：明代赵献可在《医贯日形景图说》中说命门的部位在"两肾各一寸五分之间"，并提出命门火，即是人体阳气。

④命门火即是肾阳：现代有人认为命门火即是肾阳，所以，称之为"命门"，无非是强调肾中阳气的重要性而已。

⑤命门是肾以外的一个内脏。具体是什么，还未研究出来。

⑥命门是肾上腺：近代有人认为许多内分泌腺体的功能大多与命门有关。（1974年《新中医》，成都中医学院赵梯华）

附二 子宫

1. 含义：子宫，又称胞宫，古人称女子胞，是女性的生殖器官。

2. 功能：主月经，主胞胎，是保护和孕育胎儿的脏器。

3. 它和脏的关系如下

①它和肾脏、冲、任脉关系密切。因为，生殖机能由肾所主，而冲任二脉同起于胞中。所以，只有在肾气充盛，冲任气血充足的情况下，才能月经正常，具有生殖和营养胞胎的作用，否则肾气虚弱，冲任气血不足，就会出现月经不调，经闭或不孕等症。

②它和心、肝、脾三脏，也休戚相关。因为，月经的通利，胎儿的孕育，都有赖于血液，而心主血，肝藏血，脾能统血，所以，若心、肝、脾某个脏器功能失调时，也往往能影响到胞宫的功能。

复习题

1. 肾与人的生长发育和生殖有什么关系？

2. 简述五脏与五体、九窍的关系？其华色各表现在什么地方？

3. 参与水液代谢过程的主要脏器有哪些？它们各利用什么功能？

4. 肾阴虚、肾阳虚的主要症状表现是什么？

5. 肾与骨髓、脑、齿、发的关系怎样？

二、六腑

（一）胆

1. 位置：胆附于肝，在肝之短叶间，与肝相连，外应右胁下，与肝共同发挥疏泄作用。《难经》："胆在肝之短叶间，盛精汁三合。"

2. 功能：①贮藏胆汁，帮助消化：当饮食物进入胃及小肠时，胆囊的胆汁，经浓缩后排泄入小肠内，以助胃肠之腐熟消化。例如：肝胆气逆，胆汁随胃气上犯，则出现口苦、呕吐苦水；胆汁外溢，则见身黄，目黄，小便黄，爪甲黄的黄疸证。②胆气的盛衰关系着精神情志的变化：由于肝和胆经脉相连，气性相通，肝主疏泄情志，胆汁来源于肝，故胆气的盛衰也常关系到精神情志的变化。譬如临床对有些惊悸、虚怯、失眠、多梦等精神情志的异常表现，常从胆着手治疗，也就是这个意思。

如《素问·灵兰秘典论》："胆者，中正之官，决断出焉。"

特点：即是六腑之一，又是奇恒之腑。

（二）胃

1. 位置：位于膈下，居于上腹，上接食道，下通小肠，横膈膜下。胃上口为贲门，下口为幽门，贲门部又名上脘，幽门部又名下脘，上下脘之间名为中脘。三部统称"胃脘"。

2. 功能：受纳水谷、腐熟食物，为水谷之海：饮食入口，经过食道，受纳于胃，因为胃属阳，阳性热，所以胃气可以使饮食腐熟分解，进行初步消化，以利于脾的吸收，这样胃起到了腐熟消磨水谷的作用。

《医贯》："膈膜之下有胃，盛受水谷而腐熟之。"

脾胃的这种消化水谷之功能，称为胃气。中医对胃气非常重视，故临床上常常以有胃气和无胃气来预测疾病的轻重。

例如：有些病病情很危急，但食欲尚可，面红润色青，脾胃脉有力，则属于有胃气，病情虽重，容易治，预后良好。

如大病后期，呃逆频作，面暗黑无光，不能食，脾胃脉微细欲绝，此属无胃气，病势危重，不易治，预后不良。

《素问·平人气象论》："人以水谷为本，故人绝水谷则死。"宋陈直《养老奉亲书》："高年之人，真气耗竭，五脏衰弱，全仰饮食以资气血。"《中藏经》："胃气壮，五脏六腑皆壮也。"

特点：胃气宜和宜降，有下降为顺，上升为逆的特点。

胃气和降，则受纳腐熟食物正常，并能推动食糜下行入小肠，进一步消化吸收。胃气不降，则食物停滞胃脘，故胃脘胀满、疼痛，或不能下传于小肠，出现呃逆、呕吐、嗳气、吞酸、恶心等胃气上逆之症。

总之，饮食失调（饥饱不节，寒热不适），情志不快，均能影响胃气的和降，而出现上述症状。

（三）小肠

1. 位置：居于小腹，上端接幽门与胃通，下端通过阑门与大肠相接。

2. 功能：分别清浊。由于小肠上接胃，下接大肠，所以，它可以直接接受胃所移使下来的，经过初步腐熟的食糜，并进一步消化而分清别浊。其清者为营养成分，由脾而转输到全身；其浊者为残渣部分，经阑门下注大肠，无用水液渗入膀胱，从尿道排出体外。

《素问·灵兰秘典论》："小肠者，受盛之官，化物出焉。"《诸病源候论》："水入小肠，下于胞，行于阴，为秽便也。"

由此看来，小肠不仅有分别清浊的功能，而且与水液代谢，大小便的形成，也有一定的联系，所以，小肠有病，除影响消化吸收外，还会出现大小便的异常。

例如：小肠泌别失职，清浊不分。水分和食物残渣，齐下大肠，则见大便溏泄。小肠有热，熏蒸膀胱津液，则见小便短赤，尿道灼热，疼痛。

（四）大肠

1. 位置：大肠包括回肠（结肠）和广肠（直肠）。回肠上接阑门，下接广肠。广肠下端为魄门（肛门）。总之，大肠上接小肠，下通肛门。

2. 功能：转送糟粕，吸收水分。大肠承受小肠下注的浊物，再吸收其中多余的水液。使食物残渣变化成形而为粪便（亦称燥化），经魄门排出体外，最后造成食物在人体内的消化吸收，排泄的全部过程。

《素问·灵兰秘典论》："大肠者，传道之官，变化出焉。"《脾胃论》也有"大肠主津"的说法。

临床多见：大肠虚寒，不能吸收水分，则见肠鸣、溏泄、水泄；大肠实热，消灼津液太过则见便秘、便结。

（五）膀胱

1. 位置：膀胱位于小腹的正中部，其经脉络肾。

2. 功能：贮藏津液，排泄小便。人体水液经肺、脾、肾、三焦等脏腑的作用，布散全身，被人体利用后，其剩余水分（废料），源源不断地下输膀胱，通过膀胱的气化能力而生成尿液排出体外。

《素问·灵兰秘典论》："膀胱者，州都之官，津液藏焉，气化则能出矣。"

若膀胱气化不利，则见小便不利或癃闭；膀胱失其约束，则见尿多，遗尿，小便失禁（失溲）。

《素问·宣明五气》："膀胱不利为癃，不约为遗尿。"

（六）三焦

三焦是中医学脏腑组织中的一个特有名称，也是历来争论最多的一个脏器。由于古代文献对三焦的记述有几种不同的概念，所以，至今一直未能统一。现根据历代文献的记载，作一概括说明之。

1. 位置：三焦无形，位置不明。三焦是上焦、中焦、下焦的合称，根据历代文献记载，三焦居脏腑之外，为五脏六腑之外部，其经脉络心包。故与心包为表里，现在常用的三焦，已和作为六腑的"三焦"意义不同了，主要用于了人体的划分。

例如：从部位上划分三焦：膈以上为上焦；脘腹部为中焦；脐以下为下焦。

从内脏来分三焦：上焦—包括心、肺；中焦——包括脾、胃；下焦——包括肝、肾、大肠、小肠、膀胱。

2. 功能

（1）总的功能：主持诸气，总司气化，为水液和元气的运行通路。《难经·三十八难》："三焦也，原气之别焉，主持诸气。"

（2）个别功能：①上焦——司呼吸，主血脉，输布宗气——故形容"上焦如雾"（水谷精气弥漫）；②中焦——腐熟水谷，化生营血——故形容"中焦如沤"（水谷腐熟时，泡沫浮漂）；③下焦——分别清浊，排泄糟粕——故形容"下焦如渎"（水浊不断下流）。

《中藏经》说："三焦总领五脏六腑，营卫经络，内外、左右、上下之气也。三焦通则内外、左右、上下皆通也。"《难经·三十一难》说："三焦者，水谷之道路。"《素问·灵兰秘典论》："三焦者，决渎之官，水道出焉。"

综上所述，"上焦如雾"、"中焦如沤"、"下焦如渎"，均是人体气化功能的表现，它既概括人体上、中、下三部内脏的气化功能，又关系着水液、精微的吸收、输布与排泄的全部过程。所以，有人认为"上焦主纳，中焦主化，下焦主出"。故三焦水道不利，则见水液潴留，小便不利，水肿等。

总之，对三焦功能的理解，必须从三焦的部位，气化活动，水津的升降出入现象和脏腑功能相互合参，决不能离开脏腑孤立地认识三焦，否则，就很难说明三焦的作用。

历代医家对三焦的争论有如下几点

1. 认为有名无形：《难经·三十五难》："心主与三焦为表里，俱有名而无形。"（华佗、王叔和、孙思邈等皆同意）

2. 认为有名有形：陈无择说："三焦者，有脂膜如掌大。"张景岳说："三焦者，确有一府，盖脏腑之外，躯体之内，包罗诸脏，一腔之大府也。"（李中梓同意）

3. 认为三焦不是独立的器官，而是某些脏腑及其部分功能的概括。

4. 我们的认识：三焦是前人从整体出发，通过对活体的生理活动，病理表现，治疗效应等长期观察而认识的规律现象。它是一个综合性的功能单位。或者是几个内脏的功能综合。因此，纠缠在解剖学上的争论是没有意义的。根据功能活动与物质基础的关系，三焦既为六腑之一，有它的功能活动，就必然有一定的物质基础，不过这个物质基础是什么，还有待于今后探讨。

复习题

1. 六腑各个的生理功能是什么？

2. 胃、胆各有什么生理特点？

3. 胃气不降或上逆，脾气不升或下陷，临床症状表现是什么？

三、脏腑之间的关系

人体脏腑器官之间，虽各有不同的生理功能，但相互之间，是互相依赖，互相制约的密切联系着的，否则就完不成人体复杂的生命活动过程。

所以，脏腑之间所存在的生理上的协调性、整体性，病理上的影响性和传变性，对临床辨证施治，有着极其重要的指导意义。

现仅把脏与脏，腑与腑，脏与腑之间的关系择要介绍如下：

（一）脏与脏

1. 心与肺：主要是主血与主气的关系。

生理上：心主血，肺主气，心血的运行需要肺气的推动；而生于胸肺的宗气，也只有贯心脉，才能布散全身。肺朝百脉，心主血脉，二者配合，共同完成运行气血的作用。即所谓"气得血以濡之，血得气以煦之"的关系。

如在病理上：心气不足或心阳不振，血循不畅，影响肺气的宣降，则出现咳嗽喘息，气促，闷气等。肺气虚弱，宗气不足，运血无力，循环阻滞，则出现胸闷、气短、心悸、唇青、舌紫等。

2. 心与脾：主要反映在血液的生成与运行方面。

在生理上：在血液生成上，脾为血液之源，脾气足则血液自然充盈；心主身之血脉，血脉充能推动脾之运化。在血液运行上，脾气健运，则能统摄血液；心气旺盛，能帅血行。

在病理上：脾气虚弱，运化失职，则血的化源不足；脾统摄失职而出血，可致心血亏耗；思虑过度，伤耗心血，则影响脾的运化。从而出现心悸、失眠、纳呆、体倦、面色萎黄、脉搏沉细无力等心脾两虚证。

3. 心与肝：心与肝的关系主要表现在两方面。

（1）生理、病理上的关系

生理上：主血与藏血的关系：心为血液循环的中心，肝为贮藏调节血液的器官，心血充盈，则肝有所藏，肝血旺盛，则心有所主。

病理上：心血不足，肝血常因之而虚，出现筋骨痿软，手足痉挛，震颤，爪甲不荣等症（血不养筋）；肝血不足，心血也常因之而弱，出现心悸、失眠、面色不华等症（心血不足）；心火炽盛，阴不敛阳，引动肝火化风，可出现神昏，抽搐之症；肝火上炎，上扰于心，可见心烦、目赤、口舌起疮等症。

（2）精神情志上的关系

肝能疏泄情志，心主精神意识。因此，心肝两脏有病，在精神变化方面，往往两脏症状互见。

如肝血不足,肝阳上亢:主症是头晕目眩、爪甲不荣、烦躁易怒。

心阴不足,心火内扰:主症是心烦失眠、多梦、寐悸不安。

4. 心与肾:心与肾的关系,主要在心肾相交,精神活动两方面。

(1) 心肾相交的关系

①何谓心肾相交:心属阳,位于上,属火;肾属阴,位于下,属水。心阳下降于肾,资助肾阳,使肾阳充盈,共同温暖肾阴,以使肾水不寒;肾阴上络于心,滋补心阴,共同滋潜心阳,以防心阳过亢。这种心火和肾水,升降协调,彼此交通的生理状态,即是心肾相交,亦叫水火既济。

②如何相交? 关于心属火,火性炎上,如何下降,肾属水,水性就下,如何上升的道理,石寿棠谈到:"心属火,而心中有血,是火中有真阴,故心火随真阴下降,以交于肾水;肾属水,而肾中有气,是水中有真阳,故肾水随真阳上升,以交于心火。"

③心肾阴阳失调的病理状态,临床多见:心阳不振,不能下降温暖肾阳,致水寒不化而上犯凌心,则出现心悸、心慌、水肿(水气凌心);肾水不足不能上滋心阴,肾阳不足不能蒸化肾阴而上济心阴,均可造成心悸、怔忡、心烦失眠、腰膝酸软、梦遗梦交;心阴虚不能下济肾阴,若导致阴虚火旺,则出现口舌生疮、五心烦热、口干少津等症(阴虚火旺)。

总之,心肾不交的临床症状是:失眠多梦、健忘、遗精、腰酸、耳鸣、心悸不宁等。

(2) 在精神活动方面的关系

心主血,肾藏精,精血互生。心血为神的物质基础;髓聚为脑,脑为元神之府。故心血足,能藏神,则神志灵敏;肾精旺,脑海充,则精神充沛。相反,若心血虚,血不生精或肾精亏,精不化血,均可出现健忘、失眠多梦、痴呆等精神方面的症状。

5. 脾与肺

①生气和主气的关系

生理:肺主气,脾生气,肺气全赖水谷之精气的化生和补充,因而肺气的盛衰决定于脾气的强弱。脾气虚则肺气弱,脾气健则肺气充。这就是脾有"助肺益气"的道理,故有"脾为生气之源,肺为主气之枢"的说法。

病理:脾气虚损,常可导致肺气不足(土不生金)。肺气虚久,采取补脾的原则去治(培土生金),往往疗效满意。

②在水液代谢方面的关系。

生理:脾主运化水湿,肺主水之宣降,二者互相联系,互相贯通,共同参与了水液代谢过程。

病理:脾失健运,水湿不化,可聚湿为饮为痰,直接影响肺之宣降,则出现咳嗽、吐痰，故后人总结为（脾为生痰之源，肺为贮痰之器），亦即此义。

若肺脏有病，宣降失常，不能接受脾转输之水液，而水湿停留于脾，也能造成水湿困脾，则出现腹胀、便溏、倦怠、水肿等脾虚的症状（子病及母或叫子盗母气）。

6. 肝与肺：二者主要是气机调节方面的关系。

生理：肝主气之疏泄，位于下，其气升发；肺是气之枢纽，位于上，其气肃降，二者相互为用，是维持人体气机的升降运动的重要环节。

病理：肝气郁结，气郁化火上炎，灼肺伤津，则出现干咳无痰，胸胁疼痛，咯血，易怒（肝火犯肺）。肺失清肃，燥热下行，影响肝气升发条达，不仅见到咳嗽，还可见到胸胁引痛胀满，头晕头痛，面红目赤等（金乘木）。

7. 肾与肺：二者关系主要在气和水两个方面。

①在水液代谢方面：肺为水之上源，肾为主水之脏，体液的代谢，必须上靠肺的通调水道，下靠肾阳的蒸腾气化，才能保持水液的运行和代谢平衡，否则，任何一脏失去了这种功能，就会导致水液代谢失常，而发生水肿、咳嗽、喘息、不得平卧等症。

如《素问·水热血论》说："故水肿病，下为浮肿大腹，上为喘呼，不得卧者，标本俱病。"又说："其本在肾，其末在肺，皆积水也。"

②在呼吸方面：肺主呼吸功能，肾有纳气的作用。

若肾气充盛，吸入之气经过肺的肃降，下纳于肾，则气息均匀；肾气不足，摄纳无力，气浮于上，就会出现呼多吸少的喘息现象。

③其次肺阴与肾阴还有互相滋养的关系。

肾阴为一身阴液之根本，肾阴虚影响上滋肺阴，肺阴虚久可波及肾阴。例如颧红、潮热、盗汗、干咳音哑、腰膝酸软等病症，皆是肺肾阴虚的临床表现。再如肺结核患者，久病之后常见腰膝酸软、男子遗精、女子经闭、性欲减退等，亦即此义。

8. 肝与脾：二者的关系主要表现在藏血与生血，运化与疏泄两个方面。

①肝主藏血，脾为生血之源，肝血有赖于脾转输水谷精微以化生。若脾虚不健，血的化源不足，或者脾气虚弱，统摄失常等均可造成肝无所藏，肝血不足，出现头晕目眩，视物不清，月经色淡量少，甚至经闭。

②肝主疏泄胆汁，脾主运化水谷，肝胆能助脾胃升降消化转输。若肝郁气滞，疏泄失常，横逆及脾，脾气壅塞，运化失职，可见脘腹胁肋胀痛，消化不良等症（肝脾不和）。相反若脾不健运，水湿内停，久蕴成热，湿热熏蒸肝胆，亦会影响肝胆疏泄而造成黄疸。

《金匮要略》："见肝之病，知肝传脾，当先实脾。"

9. 肾与脾（先天与后天的关系）

①生理：肾主藏精为先天之本，而肾精需靠脾阳化生精微不断充养，才能旺盛；脾主运化，为后天之本，而脾阳又需依赖肾阳的温煦，才能发挥其功能。

②病理：肾阳不足，可致脾阳虚弱，出现腹胀便溏，五更泄泻，消化不良，浮肿腹水等。脾阳久虚，运化精微不足，不能补充肾精，可见到肾亏精少，阳痿不举，性欲减退。脾肾阳虚者有时亦可出现水液代谢功能障碍的肾虚水泛证候。

10. 肝与肾

①在生理上：藏血与藏精。精与血：肝血依赖肾精的滋养，才能充盛；肾精全靠肝血的生化，方能充足，即精血互相生化，又称肝肾同源（亦称精血同源，乙癸同源）。

②在病理上：由于肝肾同源，所以，盛则同盛，衰则俱衰。肝肾同源：肾阴不足，肝失所养，以致肝阳虚损，阴不敛阳，肝阳上亢，或肝风内动，则见眩晕、耳鸣、肌肉跳动、肢体麻木等症；肝火妄动，可以下劫肾水，形成肾阴不及，封藏失职，则见五心烦热、头昏、男子滑精、女子月经不调等症。

（二）脏与腑

脏与腑是表里关系，亦称"表里相合"和"阴阳表里相合"关系。

何谓脏腑表里相合或脏腑阴阳表里相合？脏主藏精，腑主化物，五脏为阴，六腑为阳，阳者主表，阴者主里，一脏一腑，一阴一阳，相互配合，谓之脏腑表里相合。

脏主藏精，属阴，主里；腑主化物，为阳，主表。一脏一腑，一阴一阳，一表一里，相互配合，谓之脏腑阴阳表里相合。

相合途径有以下两个方面

一是通过经脉的联系：脏的经脉属脏络腑，腑的经脉属腑络脏，彼此经气相通，构成了脏腑的相合关系。

二是生理功能的配合：脏与腑虽各有各的生理作用，但是相互间都是在密切的联系和配合着的。故临床上有脏病及腑，腑病及脏，脏腑同病的病理情况；也立有脏病治腑（肝经有热宜利胆），腑病治脏（膀胱虚寒宜补肾阳），脏腑同治（脾胃病宜健脾和胃）的治疗原则。

《灵枢·本输》："肺合大肠，大肠者，传道之腑；心合小肠，小肠者，受盛之腑；肝合胆，胆者，中精之腑；脾合胃，胃者，五谷之腑；肾合膀胱，膀胱者，津液之腑也。"

1. 心与小肠

二者经脉互为络属，心的经脉属心络小肠，小肠的经脉属小肠而络心。

心与小肠在病理上的表现是：心经有热（火），可下移小肠，熏蒸膀胱水津，则尿少、尿热、尿赤；小肠有热（火），可顺经上炎，熏蒸于心，则心烦、舌赤或口舌糜烂。

《素问·气厥论》："膀胱移热于小肠，高肠不便，上为口糜。"

2. 肺与大肠

亦是经脉上互相络属，如肺与大肠临床多见：清肃正常，则大便通顺，传导有节；清肃失常，则津液不能下达大肠，则便秘便结，大肠停积，蓄久化热，顺经上熏，影响肺的清肃，则胸满气喘。

3. 脾与胃

①经脉上的联系（略）。

②功能上的配合：脾主运化，胃主受纳，胃受纳腐熟为脾运化奠定了基础；脾运化转输"为胃行其津液"，以使胃继续纳食，二者有纳有运，配合无间。

故临床见到：食欲不振，嘈杂易饥，其病在胃；食后饱胀，大便稀薄，其病在脾。

《医方考》："胃之受纳，脾主消磨，故能纳而不能化者，责之于脾虚。"《医学正传》："嘈杂之为证也，似饥不饥，似痛不痛，而有懊恼不自宁之症状者是也。"

③特点属性上的关系：脾属阴土，喜燥恶湿，以升为顺；胃属阳土，喜润恶燥，以降为和。胃气降，水谷才能下行，便于进一步消化；脾气升，精微方能上输，以便布散全身。这样升降相因，燥湿相济，阴阳配合，相互为用，才能够维持水谷的腐熟、消化和吸收功能。

例如脾与胃的病理表现：胃气不降，则胃脘胀满、疼痛；上逆，则见呃逆、呕吐、恶心。脾气不升，则纳呆、食后腹胀；脾气下陷，则见脱肛、阴挺、滑泄，某些内脏下垂。二者一旦升降失和，双方症状可以同时并见。

又如食滞胃脘，浊气不降，可影响脾的升清与运化，症见腹胀、泄泻；脾被湿困，清气失升，可影响胃的和降与受纳，症见纳呆、呕恶等。这就是清气失升导致浊气不降，而浊气不降也会影响清气上升的例证。

《素问·阴阳应象大论》："清气在下，则生飧泄，浊气在上，则生䐜胀。"

4. 肝与胆

①经脉上：肝与胆经脉互相络属。

②位置上：胆附于肝，与肝紧密相连。

③胆汁来源于肝之余气。所以，胆汁的分泌与排泄正常与否，决定于肝气疏泄功能的好坏。

肝胆互为影响：肝失疏泄，则胆汁分泌排泄紊乱，胆汁排泄失常，则影响肝之疏泄，均可见胁疼、口苦、食少、黄疸。总之，肝病影响胆，胆病影响肝，结果肝胆俱病。

5. 肾与膀胱

二者除经脉上互为络属外，在水液代谢方面，它们的关系最为密切。

肾脏主水，为水液之脏，膀胱贮津，为津液之腑；肾中内藏元阳，膀胱主持气化；膀胱的启用开合，取决于肾气的盛衰，同时肾脏功能的好坏可从膀胱排尿的情况上反映出来。

肾与膀胱：肾气充沛，固摄有权，则膀胱开阖有度，小便正常；肾气不足，固摄无权，膀胱开阖失常，则见失溲、遗尿或多尿。

所以，尿液的贮存与排泄，不仅责之于膀胱，而且多与肾有关，临床上之所以见遗尿则补肾，其道理就在于此。

膀胱病的实证，宜治膀胱；膀胱病的虚证，则多治肾。

（三）腑与腑

六腑之间的关系，主要是转化关系。饮食的受纳、腐熟和消化吸收，津液的输布，废物的排泄等全部过程，都是在六腑既分工又合作的情况下，共同来完成的。所以，它们功能上虽然不同，但一言以蔽之，均是"化水谷而行津液"的器官。

例如饮食的消化经六腑的大概过程是：饮食到胃以后，经过磨熟消腐，成为食糜，下降于小肠。在此借助胆囊疏泄之胆汁和三焦的气化作用，泌别清浊，清者转运给脾，其他水液渗入膀胱，经过膀胱的气化功能，排泄于外而为尿。食物残渣下降大肠，经大肠的燥化与传导作用，变化成形，排出于体外，而为粪便。

故《灵枢·本脏篇》说："六腑者，所以化水谷而行津液者也"。

正由于饮食物消化、吸收和排泄的整个过程，是六腑的共同作用，所以一腑功能失常，就会导致其他腑受纳排空受阻，虚实更替障碍。故前人有"六腑以通为用，腑病以通为补"的见解。

当然它们的关系，生理上越是密切，病理上影响就越大。如：胃中有热，可消灼津液，引起大便秘结，大肠传导不利。大肠燥热，熏蒸于胃，可影响胃的和降，甚至引起胃气上逆，则出现恶心、呕吐。

胆与胃：胆火炽盛，常可犯胃，则见呕吐苦水，或者恶心、呕吐。胃中湿热，熏蒸于胆，使胆汁外溢，则可见身黄、目黄、爪甲黄、小便黄的黄疸等症。

复习题

1. 何谓心肾相交，肝肾同源，肺朝百脉？

2. 心脾两虚和心肾不交的主要症状表现是什么？

3. 什么叫脏腑表里相合？其相合途径有几？

4. 脾与胃的关系怎样？

---

5. 谈谈六腑"化水谷而行津液"的总过程？

四、饮食劳逸

（一）饮食

饮食是人体赖以摄取营养，维持生命活动的必要物质，但饮食不节（过饱，过饥，过寒，过热）或不洁均可导致疾病的发生，即所谓"病从口入"，亦即是这个道理。

因饮食致病，主要有以下几种情况

1. 饥饱失常

饮食既不能过饱，也不能过度饥饿，并且在饮食摄取的过程中，应当细嚼慢咽，否则均能损伤脾胃的腐熟和运化功能。

饮食不足，以致气血化源缺乏，久而久之气血衰少，而成虚证，影响身体健康。《灵枢·五味》说："谷不入半日则气衰，一日则气少矣！"

饮食过饱，超过胃纳容量和胃的消化能力时，就会出现消化不良，脘腹胀满，嗳腐吞酸等症。正如《素问·痹论》所说："饮食自倍，肠胃乃伤。"

2. 过食寒凉

饮食过凉或过热，均可导致脾胃受伤而发生病变。过凉能损伤脾胃之阳气，出现腹痛吐泻；过热能助阳生火，则见口臭，消谷善饥，牙龈肿痛，便秘等症。故《灵枢·师传》有"饮食者，热无灼灼，寒无沧沧"之告诫。

3. 饮食不洁或误食毒物

若不注意饮食卫生，服了不清洁的食物，可引起肠道疾病，或肠道寄生虫病，引起胃肠疾患者可见腹痛、吐泻或痢下脓血等症；引起肠道寄生虫病时，（如蛔虫、钩虫、蛲虫、绦虫等）可见腹痛、嗜食异物、面黄肌瘦、肛门瘙痒等症。若蛔虫进入胆道，可致上腹部阵发性剧痛、四肢厥冷、甚至吐蛔的蛔厥证。

若因生产性或非生产性而误食毒物者，此为食物中毒，可在很短时间内，出现吐泻、腹痛，根据服量的多少，若治疗不当或抢救不力，可以造成昏迷，严重时有生命的危险。

4. 饮食偏嗜

调节饮食是营养机体，保证身体健康的必要条件，若任其偏嗜，不但造成某些营养物质的缺乏，而且也会导致机体阴阳偏盛偏衰，从而发生一系列的病变。正如《素问·至真要大论》所说："气增而久，夭之由也。"

如偏嗜肥甘厚味，可助湿生痰，化热生火，或生痔漏疮疡等病症。《素问·生气通天论》说："膏粱之变，足生大疔。"

另外若嗜酒嗜烟,对身体健康均有影响,尤其饮酒过度,会造成肠胃积热,大便干结,或痔漏下血等症。

古人还提出五味(酸、苦、甘、辛、咸)偏嗜对身体也有影响,如《素问·生气通天论》说:"味过于酸,肝气以津,脾气乃绝;味过于咸,大骨气劳,短肌,心气抑;味过于甘,心气喘满,色黑,肾气不衡;味过于苦,脾气不濡,胃气乃厚;味过于辛,筋脉沮驰,精神乃央。"

(二)劳逸

劳动是改造自然和生活的需要,在我们社会主义制度的国家里,积极参加集体生产劳动,既能改造客观世界,创造物质财富,又能改造主观世界,树立共产主义道德的观念。同时正常的生产劳动也是气血通畅,帮助消化,增强体质,预防疾病的积极因素,正如华佗所说的劳动可以健身。但是如果过劳或过逸,也会使气血、筋骨、肌肉失其正常的生理状态,而产生一系列的病变,下边分述之:

1. 过度疲劳

长期的持久的过度劳动,可以伤脾耗气,是引起气虚的一个重要因素,出现乏力懒言、四肢困倦、动则气喘、食欲减退、低热自汗、精神萎靡、心悸不安等症状。所以《素问·举痛论》说"劳则气耗"是有道理的。

2. 过度安逸

上述谈到劳动可以健身,劳动可使气血通畅,若贪图安逸,长期不参加劳动和体育锻炼,就能造成气血运行迟缓,脾胃功能呆滞,食欲不振,肢体软弱无力,精神不佳,心悸失眠,甚至因抵抗力减弱而多发外感病。

3. 房劳过度

房劳,即性生活。若过度的话,也属于劳损范畴,特别是能成为内伤病的因素。因为房事不节或过度,易损精,精耗过多,则伤肾,肾精亏则腰膝酸软、眩晕耳鸣、神疲乏力,男子遗精、滑精、阳痿、早泄,女子经闭带下、月经不调。故《灵枢·邪气脏腑病形》:"若入房过度,则伤肾。"

总之,过度疲劳和贪图安逸,不参加劳动和体育锻炼,均能伤害机体,致使正气虚弱,抗病能力减退,而继发各种疾病。如《素问·宣明五气》说:"五劳所伤,久视伤血,久卧伤气,久坐伤肉,久立伤骨,久行伤筋。"

复习题

1. 饮食劳逸为什么可以致病?
2. 何谓五劳所伤?

藏象小结

藏象学说是研究人体五脏六腑、气血津液等生理、病理及其相互间关系的学说。

它是中医学基础理论的核心部分，它的说理方法是以五脏为中心，贯穿着阴阳的理论、五行的属性，将六腑、五官、九窍等组织概括的联系起来，阐述了它们之间生理上的对立统一性和病理上的相互影响性。

五脏的共同功能特点是藏精气而不泻，六腑的共同特点是传化物而不藏，奇恒之腑的作用特点是类似五脏，故亦是藏而不泻。

脏腑的主要功能小结如下：

五脏的共同作用：贮藏精神气血，藏而不泻。其各自特有功能为：

心：主血脉，藏神。

肺：主气，司呼吸，主宣发，外合皮毛，主肃降，通调水道。

脾：主运化，主统血，主肌肉及四肢。

肝：主疏泄，主藏血，主筋。

肾：藏精，主水，主骨生髓，通于脑，主发育与生殖，司二阴。

心包：保护心脏，为心之外围。

六腑的共同作用：受纳腐熟，消化吸收，排泄糟粕，泻而不藏。其各自特有功能为：

胃：受纳腐熟水谷。

小肠：泌别清浊。

大肠：传送糟泊，水分再吸收。

膀胱：贮藏津液，排泄尿液。

三焦：总领气化，通调水道。

胆：盛精汁，帮助消化，与精神情志有一定关系。

奇恒之腑的共同作用：似五脏藏而不泻。其各自特有功能为（胆的功能见上）：

脑：为髓海，元神之府。

髓：养脑充骨。

骨：髓之府，为身体支架。

脉：血之府，裹气血。

女子胞：主月经及生育。

第五章 经络

一是掌握经络在临床上的使用价值。
二是了解经络的概念和正经、奇经的名称以及分布情况。

第一节 概 述

一、何谓经络学说

经络学说是祖国医学基础理论的重要组成部分，它与藏象学说密切相关，共同构成中医理论体系的核心，是研究人体经络系统的生理病理及其与脏腑相互关系的学说。因为他的理论是建立在经脉和络脉的角度上，故称经络学说。

二、经络学说的来源

它的产生和发展与针刺疗法关系密切，因此有关经络学说的论述《灵枢》中记载比较详细（《灵枢》有《针经》之称），但总的说来不外乎以下两点：

1. 来源于人体解剖：早在秦汉时代，人们就从事了人体的尸体解剖，对人体脏腑的大小坚脆、经络的长短功用等，就有了初步的认识和测量。

如内经上说："八尺之士，皮肉在此，外可度量切循而得之，其死可解剖而视之，其脏之坚脆，腑之大小，谷之多少，脉之长短……皆有大数。"

2. 来源于临床实践：医生的临床经验和病人接受针灸治疗时的感觉相互结合，人们逐渐观察到：①经络在人体的行程，是有一定路线的；②穴位是有一定位置的；③作用是有一定范围的；④治病是有选择性的。这样长期以来由感性到理性，总结建立了一整套理论，即是经络学说。

三、学习经络学说的必要性

1. 是临床各科的理论基础

经络学说不仅是中医针灸、推拿学、按摩的理论基础，而且是内、外、妇、儿等科从理论到临床，从诊断到治疗，都脱离不了理论指导。自古到今，通过临床证明，经络学说在指导中医临床方面，有着特殊玄妙的使用价值。

《灵枢·经别》："十二经脉者，人之所以生，病之所以成，人之所以治，病之所以起，学之所始，工之所止也，粗之所易，上之所难。"

《医方法律》："凡治病，不明脏腑经络，开口动手便错。"

《医学入门》："医者，不明经络，犹人夜行无烛。"

《灵枢·经别》："经脉者，所以能决生死，处百病，调虚实，不可不通。"

2. 经络学说对世界有影响

祖国医学是世界上独一无二的医学，特别是针灸影响最大，近年来研究经络的科学家，在经络学说理论的基础上创造了许多新疗法：如新针灸疗法，水针疗法，埋线疗法，穴位注射，针刺麻醉等都闻名于世界，所以现在世界上许多发达国家，都处在"中医热"和"针灸热"的时期。

四、目前对经络实质的认识

经络是人体内部客观存在的组织结构，是有一定物质基础的。由于历史悠久，限于当时的科学技术水平，有关经络的实质问题，至今尚未彻底解决。

根据《内经》上的记载，经络是有明确分布和起止点的，也有生理功能和病理现象。由此看来，经络是一个大的概念，似乎包括现代医学中的脉管系统，神经系统，神经-体液调节系统的部分形态、生理功能和病理现象。

近几年来，在党的关怀下，对经络的实质，虽未有彻底认识，但相继有很多可喜发现。总结起来有以下4种看法：

1. 从解剖学的观点出发，有人认为经络实质与血管神经有一定的关系。

通过研究半数以上的近于血管干的针灸穴位，发现针刺神经冲动可能是通过血管壁的神经传导出来的。

①与血管的关系：早在《内经》里就有记载。如《灵枢·本脏》上说："经脉者，所以引血气而营阴阳，濡筋骨，利关节者也。"《素问·调经》："视其血络，刺出其血"。

又如：梁伯强同志早在1929年根据自己的病理解剖学知识与工作经验，考证了《黄帝内经》所记载的经脉为位于四肢和躯干部位藏于里层的纵行大血管（动脉）；而络脉为横行的联络血管（静脉）（1955年又重新发表）。

上海中医学院《关于经络穴位与血管关系的报告》，研究观察了309个穴位，发现正当动脉干的24穴（占7.26%），旁有动静脉干的262穴（占84.36%）。

②与神经的关系：近来有关人员研究对照，足太阳膀胱经和坐骨神经的循行基本是一致的。（坐骨神经是全身最大的神经，自骶丛发出→走梨状肌下缘→坐骨大

孔→臀大肌深部→于坐骨结节与大转子之间下行……）

上海第一医学院"对 324 穴与神经之间关系的研究资料"表明：与神经有关的 323 穴（占 99.6%），其中与浅层皮神经有关的 304 穴（占 93.86%），与深部神经有关的 155 穴（占 47.8%），与深浅神经都有关系的 137 穴（占 42.3%）。

2. 从针刺感应路线上观察，有人认为与中枢神经的机能有关。

关于针灸感应路线，有时可以出现身体跨越若干节段的现象，有人认为是神经中枢（大脑皮层），在机能上排列在一起的特殊的皮质发生兴奋的结果。

例如人体某一点受到刺激，均可在中枢发生兴奋点，中枢内存在有机能上相互联系的细胞，只要其中某一点兴奋，就可以波及其他。所以内脏有病，针刺远端穴位，就是因为中枢产生兴奋点与某脏之间发生一定联系或是相关重叠的结果。

3. 从针灸作用上研究，有的看法是"神经－体液的综合调节功能（相当于是气和血的调节关系）"。

例如产后缺乳，针刺手太阳小肠的少泽穴（手小指外侧一分处），可使血中催乳激素增加，促使乳汁分泌。

4. 从电阻电路的测定上，有人解释经络的作用表现是机体的生物电现象。

通过实验，对穴位用生物电阻测定，发现针刺效果好的穴位，生物电阻小，通电量高，效果差的穴位，则与之相反，生物电阻大，通电量低。另外从电路的观察上，人体内大的电路和十二经的路线大致相似。故有人说："经络实质，是人体内电的通路。"

总之，以上四种认识，总还是认识，还是看法？至今还定不下来。至于经络实质什么时间能研究出来，我的答复是"不久的将来"。但可以肯定的是绝不可能把经络学说否认了，因为它的确有十分重要的临床意义。

第二节　经络的概念和组成

一、经络的概念

经，即是指经脉。络，即是指络脉。经络是经脉和络脉的总称。

经，有径行的意思，犹如路径一样，无处不通；络，含有围绕的意义，犹如网罗一样，网络周身。其直行的叫经，支而横引的叫络。经是主干，数目少；络是分支，数目多。二者纵横交错，网络周身，无处不到，以五脏为中心，构成错综复杂的循环通路，组成了各有所属的经络系统。

如《灵枢·经脉》说："经脉十二者，伏行分肉之间，深而不见……诸脉浮而常见者，皆络脉也。"《医学入门》说："经者，径也；经之支脉旁出者为络。"

二、经络的组成

经和络主要包括经脉和络脉两大部分。经脉：分为正经和奇经两大类。正经十二，即手足各三阴三阳。奇经有八，即任、冲、督、带、阳跷、阴跷、阴维、阳维。络脉：又分别络、浮络、孙络。此外，还有十二经别、十二经筋、十二皮部。别络较大，共有十五（十二经与任、督各发出一支，加之脾之大络）。浮于浅表部位的称为"浮络"。络脉的细小分支称为"孙络"。

附下（经络组成表）：

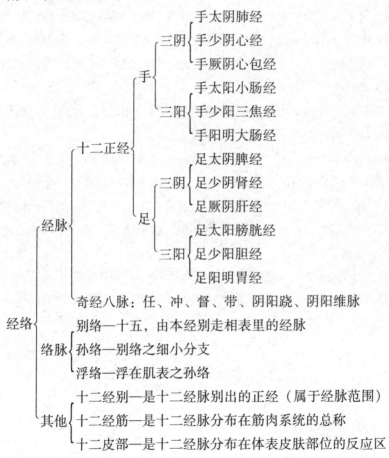

手
　　三阴　手太阴肺经
　　　　　手少阴心经
　　　　　手厥阴心包经
　　三阳　手太阳小肠经
　　　　　手少阳三焦经
　　　　　手阳明大肠经

足
　　三阴　足太阴脾经
　　　　　足少阴肾经
　　　　　足厥阴肝经
　　三阳　足太阳膀胱经
　　　　　足少阳胆经
　　　　　足阳明胃经

十二正经

经脉
　　奇经八脉：任、冲、督、带、阴阳跷、阴阳维脉

经络
络脉
　　别络——十五，由本经别走相表里的经脉
　　孙络——别络之细小分支
　　浮络——浮在肌表之孙络

其他
　　十二经别——是十二经脉别出的正经（属于经脉范围）
　　十二经筋——是十二经脉分布在筋肉系统的总称
　　十二皮部——是十二经脉分布在体表皮肤部位的反应区

第三节　十二经脉

一、名称分类

十二经脉有手经、足经、阴经、阳经之分；又分手三阴、手三阳、足三阴、足三阳四组。

它是按照阴阳学说的道理，外为阳，内为阴；背为阳，腹为阴；腑为阳，脏为阴；结合经络分布情况和所属的脏腑而命名分类的。

其命名分类原则有三

1. 根据经脉的循行部位而区别：经脉凡循行于上肢者，称为手经；行于下肢者，称为足经。

2. 根据与脏腑的所属关系而命名：直接联属于肺者称为肺经，直属于大肠者称为大肠经。其他以此类推。

3. 根据经脉循行肢体的内外而分阴阳，属脏属腑。

分布在四肢的内侧者，称为阴经，属脏；分部在四肢的外侧者，称为阳经，属腑。根据阴阳的消长变化阳经又分三阳，阴经又分三阴，以此来配属于十二经脉。

例1：某经脉循行于上肢（故称手），行于四肢的内侧（故为阴），隶属于心（故称心，属脏）。根据阴阳变化属于阴之半表半里（故称少阴）所以全名叫"手少阴心经"。

例2：某经脉循行于下肢（故称足），行于四肢的外侧（故称阳），隶属于胃（故称胃，属腑），根据阴阳消长变化属于阳之里（故称阳明）所以全名叫"足阳明胃经"。

二、循行部位及主要病症

走向、交接、分布、表里关系及流注次序如下：

（一）走向和交接规律

阳经行于外，阴经行于内；阳经下降（阳经居上），阴经上行（阴经居下）。手三阴从胸走手，交手三阳；手三阳从手走头，交足三阳；足三阳从头走足，交足三阴；足三阴从足走腹，交手三阴。

《灵枢·逆顺肥瘦》："手之三阴，从脏走手；手之三阳，从手走头；足之三阳，从头走足；足之三阴，从足走腹。"

附歌诀："手之三阴胸内手，手之三阳手外头，足之三阳头外足，足之三阴足内腹。"

（二）分布与表里关系：

十二经脉阴阳表里配合关系是：阳经主表，属六腑，阴经主里，属六脏（心包），阴经属脏络腑，阳经属腑络脏，从而形成了脏腑经脉的六对表里关系。手足三阳经配六腑，手足三阴经配六脏。

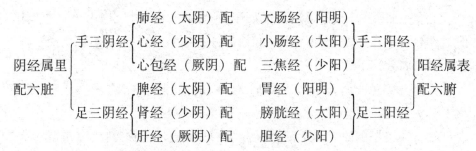

十二经在四肢的分布规律是：

$$手足三阴经 \atop 走里走内侧 \left\{ {少阴经→后←太阳经 \atop \厥阴经→中←少阳经 \atop 太阴经→前←阳明经} \right\} {手足三阳经 \atop 走表走外侧}$$

说明：除以上规律外，在下肢内踝上八寸处（肝经的中都穴）足太阴脾经与足厥阴肝经交叉变成了足太阴走中，足厥阴走前。

（三）流注次序

十二经脉的流注次序是从手太阴肺经开始→手阳明大肠经→足阳明胃经→足太阴脾经→手少阴心经→手太阳小肠经→足太阳膀胱经→足少阴肾经→手厥阴心包经→手少阳三焦经→足少阳胆经→足厥阴肝经→手太阴肺经。这样脏与腑相接，腑与脏相连，由内而外，由表及里，自上而下，表里相通，上下连贯，首尾衔接，往复流注，如环无端。

故《素问·举痛论》："经脉流行不止，环周不休。"

三、循行部位

十二经脉循行路线简谈

（一）十二经脉循行部位

简述如下：

1. 手太阴肺经：起于中焦→络大肠→胃→属肺→喉→沿胸部外侧→行上肢内侧前缘→寸口→大指端。

分支：从腕后→食指内侧端（交于手阳明大肠经）。

2. 手阳明大肠经：起于食指端→合谷→上肢外侧前缘→肩前→颈（大椎穴）→锁骨上窝→络肺→属大肠。

分支：从锁骨上窝→颈→下龈→环唇→交叉人中→对侧鼻旁（交于足阳明胃经）。

3. 足阳明胃经：起于鼻根中→鼻旁→上龈→环唇→下颌中→头侧面→额角。

分支：从下颌→喉→锁骨上窝→属胃→络脾。

直行：从锁骨上窝→乳中线内→脐旁→腹股沟处的气街穴。

分支：从胃下口分出→经腹部深层→气街穴→下肢前侧→膝膑→足背→第二足趾端。

分支：从膝下三寸→中趾。

分支：从足背→足大趾端（交于足太阴脾经）。

4. 足太阴脾经：起于足大趾端→下肢内侧前缘→入腹→属脾→络胃→咽旁→舌下。

分支：从胃→心中（交于手少阴心经）。

5. 手少阴心经：起于心→属心系（心之脉）→络小肠。

分支：从心系→咽旁→目系（眼与脑相通的脉络）。

直行：从心系→肺→腋→上肢内侧后缘→小指端（交于手太阳小肠经）。

6. 手太阳小肠经：起于小指端→手外侧→上肢外侧后缘→肩胛→锁骨上窝→络心→胃→属小肠。

分支：从锁骨上窝→颈→颊→眼外角→目内。

分支：从颊→眼下缘→鼻→眼内角（交于足太阳膀胱经），并斜络颧部。

7. 足太阳膀胱经：起于眼内角→额→头顶。

分支：从头顶→耳上角。

直行：从头顶→脑→项→脊椎旁→腰→络肾→属膀胱。

分支：从腰→臀→下肢后侧腘窝。

分支：从肩胛内→股关节（环跳穴）→下肢后侧腘窝→足跟→外踝后→小趾端（交于足少阴肾经）。

8. 足少阴肾经：起于足小趾下→足下→内踝后→足跟→下肢内侧后缘→脊→属肾→络膀胱。

直行：从肾→肝→肺→喉→舌根旁。

分支：从肺→心→胸中（交于手厥阴心包经）。

9. 手厥阴心包经：起于胸中→属心包→依次络三焦。

分支：从胸（乳旁）→胁→腋→上肢内侧中线→掌→中指端。

分支：从掌中→无名指端（交于手少阳三焦经）。

10. 手少阳三焦经：起于无名指端→腕→上肢外侧中线→肩→锁骨上窝→散络心包→沿线属三焦。

分支：从胸中→锁骨上窝→项→耳后→耳上角→颊→眼下。

分支：从耳后→耳中→耳前→眼外角（交于足少阳胆经）。

11. 足少阳胆经：起于眼外角→头角→耳后→肩→锁骨上窝。

分支：从耳后→耳中→耳前→眼外角后。

分支：从眼外角→合手少阳经→颈→锁骨上窝→胸中→络肝→属胆→胁→小腹侧→阴毛外→股关节。

直行：从锁骨上窝→腋→胸胁→股关节→下肢外侧→外踝前→足背→第四趾端。

分支：从足背→大趾端（交于足厥阴肝经）。

12. 足厥阴肝经：起于大趾→足背→内踝前→胫骨前→下肢股内侧中线→前阴→小腹（侧）→胃旁→属肝→络胆→胁肋→咽喉→目系（通于脑）→额→头顶。

分支：从目系→颊→唇四周。

分支：从肝→肺。

（二）十二经在体表循行的概况

1. 手太阴肺经起于中府穴（乳头向外横开 2 寸，再直线向上横三根肋骨），沿上肢屈侧前缘→尺泽穴（大筋的外边）→拇指桡侧端少商穴。

2. 手厥阴心包经起于天池（乳头外 1 寸）→沿上肢屈侧中线→曲泽穴（大筋的里边）→中指端中冲穴。

3. 手少阴心经起于腋窝极泉→沿上肢屈侧后缘→少海（肘关节内侧横纹头处）→小指端桡侧端少冲穴。

4. 手阳明大肠经起于食指桡侧商阳穴→走上肢伸侧前缘→曲池→鼻旁 5 分迎香穴。

5. 手少阳三焦经起于无名指尺侧端关冲穴→沿上肢伸侧中线→耳后翳风穴→环耳至眉梢丝竹空穴。

6. 手太阳小肠经起于小指尺侧端少泽穴→沿上肢伸侧后缘→绕行肩胛→肩中俞（大椎旁开 2 寸）→听宫（耳屏前凹陷地方）。

7. 足厥阴肝经起于足大趾背面趾甲后大敦穴→三阴交→上行内踝上 8 寸处，交叉到足太阴脾经后方→沿股内侧→回绕外生殖器→上达小腹→章门穴（侧卧，第十一浮肋前端稍下方，正当肘尖处）→期门穴（乳下二肋）。

8. 足太阴脾经起于足大趾内侧端隐白穴→沿足背内侧→三阴交→上行至腹部，沿腹中线旁开 4 寸至腹中→斜向外上，行于胸中线旁开 6 寸→周荣（中府下一肋），斜向外下至腋下 6 寸大包穴。

9. 足少阴肾经起于足小趾下→涌泉穴→三阴交→沿下肢内侧后缘→腹中线旁开半寸，从横骨→幽门→斜向外上，胸中线旁开 2 寸从步廊（膻中穴下 1.6 寸）→俞府（锁骨内端下缘凹陷处）。

10. 足阳明胃经起于眼眶下承泣穴→地仓（口角外侧四分处）→承浆穴，左右交叉→大迎（下颌角前凹陷处）→上行至颊车至头维，下行胸中线旁开 4 寸，从缺盆至乳根→腹中线旁开 2 寸，从不容（脐上方旁开二寸）至气冲→下肢外侧前缘→

足三里→足背→足次趾外侧厉兑穴。

11. 足少阳胆经起于眼外角瞳子髎→绕头侧至阳白（眉上 1 寸）→风池（大筋外侧凹陷处）→行身侧→环跳穴（侧卧屈腿以拇指关节横纹压在大转子上，指头指向脊柱，拇指尖到达处）→沿下肢外侧中线→足第四指外侧端足窍阴。

12. 足太阳膀胱经起于眼内角睛明穴→天柱穴（哑门旁开 1.3 寸）→一支沿背中线旁开 1.5 寸，另一支沿背中线旁开 3 寸下行，至秩边，过环跳穴→两支交汇于腘窝→足小趾外侧端至阴穴。

附：十二经脉原文词解

臑：在肩下、肘上（现代称肱部）。

臂：肘以下，腕以上。

廉：侧面的意思。如下廉即下侧面。

鱼：足大趾（拇指）后方的掌骨处，有明显肌肉隆起，状如鱼腹的部位。

髃骨：肩胛骨与锁骨关节部的肩峰。即肩髃穴位置。

柱骨：肩胛上颈骨隆起处。

贯：中间穿过。

颊：并行于两旁的叫挟。

頞：即鼻梁。

颐：即口角、后腮之下的部位。

发际：头发的边际处。

气街：又名气冲。即小腹部下方、股部上方的交界处（腹股沟部）。

髀关：大腿前上方的部位，也是穴位。

伏兔：大腿前方肌肉隆起处。因起形如兔状故名，也是穴位。

膝膑：膝盖骨。

跗：足背面。

核骨：足大趾本节与跖骨结合之关节。

跖：即脚掌。

腨：小腿肚。是腓肠肌部位。

锐骨：掌后小指侧的高骨。

目锐眦：指眼外角。

目内眦：指眼内角。

顺：音拙，眼眶的下部，包括颧骨及上牙床的部位。

巅：头顶正中的最高处。

膂：夹脊两旁的浅层肌肉。

髀枢：即环跳部分，又称大转子。

京骨：足小趾本节后外侧突出的半圆骨。

臑：上肢包括肱部（上臑）和臂部（下臑）的统称。

然骨：内踝前舟状骨部分。

季胁：即胸胁下的软肋部。

髀阳：髀关节（大转子）的外侧部。

外辅骨：即腓骨。

绝骨：外踝上三寸许腓骨的凹陷处。

三毛：足大趾背面第一节有毛的部位。

丛毛：足大趾背面第一节多毛的部位。

颃颡：即咽上上颚骨的上窍。

第四节　奇经八脉

一、何谓奇经八脉

奇经：奇者，异也；经者，经脉也。奇经者，异于正经也。

八脉：任、冲、督、带脉、阴跷脉、阳跷脉、阴维脉、阳维脉。

称奇经的原因：①其分布不像十二经那样规则。

②脏腑之间没有直接的相互络属。

③相互之间也没有表里关系。

二、奇经八脉的命名

八脉是根据作用和循行路线而命名的。

1. 根据作用命名的，如：

任脉：有担任、妊养的意思，能总任一身之阴经。

督脉：有总督的含义，能总督一身之阳经。

冲脉：为总领气血的要冲，有血海之称。

跷脉：有轻健跷捷之义。

维脉：有维系的意思。

2. 根据路线命名的，如：

带脉：循行路线是绕腰一周，犹如束带，故而得名。

三、奇经八脉的作用

由于奇经出入往来、纵横交错于十二经脉之间，所以奇经八脉起的作用主要是弥补十二正经所行不到而作用不足的地方。

1. 能进一步密切十二正经与经络之间的联系。使它们能更好地通过机体内外，渗灌脏腑气血，加强内外表里的联系。

2. 能调节十二正经的气血。当十二正经的气血旺盛时，气血可以犹如江河之水溢流湖泊一样，自然而然的注蓄于奇经；相反，若十二经脉气血不足时，可以由奇经供应，故而起到了调节十二经气血的作用。

所以，有人把十二经比为江河，把奇经比如湖泊，其道理就在于此。

3. 供养奇恒之腑。根据奇经八脉的路线看来，它与某些奇恒之腑关系密切。如任、冲、督的经脉，均起源于胞中，所以，子宫、脑、髓等奇恒之腑的气血供应与奇经有着直接的关系。

四、奇经八脉各经的基本功能和主要病证

1. 督脉的基本功能

①为"阳脉之海"：因为督脉行在背部正中属阳，六条阳经都交会于督脉的大椎穴（第七颈椎下与第一胸椎之间），所以督脉为一身"阳脉之会"，故称"阳脉之海"，总督一身之阳经，对阳经有调节作用。

②督脉沿脊柱上行通于脑，故与脑、脊髓的关系密切。如脊柱不利，脊柱强直，角弓反张，腰背疼痛，精神失常等多与该条经脉有关（如癫痫病针百会、长强穴）。

2. 任脉的基本功能

①为"阴脉之海"：因为任脉行在胸腹部的正中，属于阴脉；足三阴经在小腹与任脉相交，左右两侧的阴脉可以通过任脉而互相联系。

②调节月经、妊育胎儿：由于该脉起于胞中（男子起于精室，女子能直接供养子宫气血），子宫是孕育胎儿的场所，故有"任主胞胎"之说。

故疝气，带下，月经不调，不育等病症，皆责之于任脉。

3. 冲脉的基本功能

①为"十二经之海"（经脉之海）：由于该脉前冲任脉连阴脉之海；后冲督脉系阳脉之海，上合胃脉连后天之本，下合肾脉接先天之本，上至于头，下至于足，能调节十二经的气血，故称"十二经之海"。

②为"血海"：正是由于冲脉起于胞中，调节十二经脉之气血，故有"血海"之称。

血海①女子之内生殖器。
　　　②男子指化精之所（睾丸、前列腺等生殖器官）。

张锡纯："在男子则冲于血室，为化精之所。"

争议：有人认为，冲脉有主宰血海的功能，而非同义异称，否则根据冲脉的路

线，全身到处不都是血海了吗？

所以，月经不调、经闭、崩漏、乳胀、乳少、男子天宦（天阉）、疝瘕、奔豚、失精、吐血以及气逆上冲等，皆与冲脉有关。

总之，任、冲、督脉三脉均起于胞中，皆终于带脉，有"一源而三歧"的说法。它们总的功能是调节人的生殖作用，所以，临床常用"调理冲任"法以治疗月经病，"温养任督"法以治疗生殖功能减退，其原理就在于此。

4. 带脉

基本功能：由于它的循行是起于季肋，绕脐一周，犹如束带，所以它有约束纵行各条经脉的作用，故有"诸脉皆属于带"的说法。

带下诸证，妇女阴挺、少腹胀坠、腰酸、无力等症。

5. 阴跷脉、阳跷脉

基本功能：阳跷脉主一身左右之阳，阴跷脉主一身左右之阴，同时还有濡养眼目、控制眼睛开合和管理下肢运动的作用。另外，阴跷为病，肢体内侧拘急，外侧弛缓；阳跷为病，肢体外侧拘急，内侧弛缓，眼睑开阖异常、抽搐。

6. 阴维脉、阳维脉

基本功能：阴维脉维系三阴经；阳维脉维系三阳经。

阴维脉发生病变时，常出现胸胁痛、心痛、胃痛；阳维脉发生病变时常见寒热往来或发热长期不退等。

第五节　经别、别络、经筋、皮部（自学）

一、经别

经别，就是别行的正经。十二经别就是从十二经脉别行分出，循行于胸、腹及头部的重要支脉。

十二经别的循行，都是从十二经脉的四肢部分（多为肘、膝以上）别出（称为"离"），走入体腔脏腑深部（称为"入"），然后浅出体表（称为"出"）而上行头面，阴经的经别合入阳经的经别而分别注入六阳经脉（称为"合"）。所以，十二经别的循行特点，可用"离、合、出、入"来概括。每一对相为表里的经别组成十二经别共组成"六合。

（一）生理功能

由于十二经别的循行部位有些是十二经脉循行所不及之处，因而在生理、病理及治疗等方面都有它一定的重要作用。主要的有：

1. 加强了十二经脉中相为表里的两条经脉在体内的联系。十二经别进入体腔后，表里两经相并而行，经过相为表里的脏腑，并在浅出体表时，阴经经别合入阳经经别，共同注入体表的阳经。这样，就加强了相为表里两个经脉的内在联系。

2. 加强了体表与体内、四肢与躯干的向心性联系。由于十二经别都是从十二经脉的四肢部分别出，进入体内后又都是向心性的循行，这对于扩大经络的联系和由外而内地传递信息，起着重要的作用。

3. 加强了十二经脉对头面部的联系。十二经脉循行于头面部的主要是六条阳经，十二经别则不仅六条阳经的经别循行于头部，而且六条阴经的经别亦上达于头部。足三阴经的经别，在合入阳经经别之后上达头部；手三阴经经别，均经喉咙而合于头面部。这就为"十二经脉，三百六十五络，其血气皆上注于面而走空窍"（《灵枢·邪气脏暗病形》）的理论奠定了基础。

4. 扩大了十二经脉的主治范围。由于十二经别的分布弥补了十二经脉所不到之处，因而相应地扩大了经络穴位的主治范围。例如，足太阳经脉并不到达肛门，但该经的经别"别入于肛"，所以足太阳经的承山、承筋等穴，可取以治疗肛门疾病。

5. 加强了足三阴、足三阳经脉与心脏的联系。足三阴、足三阳的经别上行经过腹、胸，除加强了腹腔内脏腑的表里联系之外，又都与胸腔内的心脏相联系。因此，十二经别对于分析腹腔内脏腑与心的生理、病理联系，具有重要的意义，因此，十二经别对"心为五脏六腑之大主"的理论亦提供了一定的基础。

（二）循行路线

1. 足太阳与足少阴经别（一合）

足太阳经别从足太阳经脉的腘窝部分出，其中一条支脉在骶骨下五寸处别行进入肛门，上行归属膀胱，散布联络肾脏，沿脊柱两旁的肌肉到心脏后散布于心脏内；直行的一条支脉，从脊柱两旁的肌肉处继续上行，浅出项部，脉气仍注入足太阳本经。

足少阴经别从足少阴经脉的腘窝部分出，与足太阳的经别相合并行，上至肾脏，在十四椎（第二腰椎）处分出，归属带脉；直行的一条继续上行，系舌根，再浅出项部，脉气注入足太经的经别。

2. 足少阳与足厥阴经别（二合）

足少阳经别从足少阳经脉在大腿外侧循行部位分出，绕过大腿前侧，进入毛际，同足厥阴的经别会合，上行进入季胁之间，沿胸腔里，归属于胆，散布而上达于肝脏，通过心脏，挟食道上行，浅出下颌、口旁，散布在面部，系目系，当目外眦部，脉气仍注入足少阳经。

足厥阴经别从足厥阴经脉的足背上处分出，上行至毛际，与足少阳的经别会合并行。

3. 足阳明与足太阴经别（三合）

足阳明经别从足阳明经脉的大腿前面处分出，进入腹腔里面，归属于胃，散布到脾脏，向上通过心脏，沿食道浅出口腔，上达鼻根及目眶下，回过来联系目系，脉气仍注入足阳明本经。

足太阴经别从足太阴经脉的股内侧分出后到大腿前面，同足阳明的经别相合并行，向上结于咽部，贯通舌中。

4. 手太阳与手少阴经别（四合）

手太阳经别从手太阳经脉的肩关节部位分出，向下入于腋窝，行向心脏，联系小肠。手少阴经别从手少阴经脉的腋窝下两筋之间分出后进入胸腔，归属于心脏，向上走到喉咙，浅出面部，在目内眦与手太阳经相合。

5. 手少阳与手厥阴经别（五合）

手少阳经别从手少阳经脉的头顶部分出，向下进入锁骨上窝，经过上、中、下三焦，散布于胸中。

手厥阴经别从手厥阴经脉的腋下三寸处分出，进入胸腔，分别归属于上、中、下三焦，向上沿着喉咙，浅出于耳后，于乳突下同手少阳经会合。

6. 手阳明与手太阴经别（六合）

手阳明经别从手阳明经脉的肩穴处分出，进入项后柱骨，向下者走向大肠，归属于肺；向上者，沿喉咙，浅出于锁骨上窝，脉气仍归属于手阳明本经。

手太阴经别从手太阴经脉的渊腋处分出，行于手少阴经别之前，进入胸腔，走向肺脏，散布于大肠，向上浅出锁骨上窝，沿喉咙，合于手阳明的经别。

二、别络

别络，也是从经脉分出的支脉，大多分布于体表。别络有十五条即十二经脉各有一条，加上任脉、督脉的络脉和脾之大络。另外，如再加上胃之大络，也可称为十六别络。

别络是络脉中比较主要的部分，对全身无数细小的络脉起着主导作用。从别络分出的细小络脉称为"孙络"，即《灵枢·脉度》所谓"络之别者为孙"。分布在皮肤表面的络脉称为"浮络"，即《灵枢·经脉》所谓"诸脉之浮而常见者"。

（一）生理功能

1. 加强了十二经脉中互为表里的两条经脉之间的联系。它主要通过阴经别络走向阳经和阳经别络走向阴经的途径，沟通和加强了互为表里的两条经脉之间在肢体的联系。在别络中，虽也有进入胸腹腔和内脏相联络，但无固定的络属关系。

2. 别络对其他络脉有统率作用，加强了人体前、后、侧面的统一联系。任脉的别络散布在腹部，督脉的别络散布在背部，脾之大络散布在胸胁部，因此，加强了人体前、后、侧面的统一联系。

3. 灌渗气血以濡养全身。从别络分出的孙络、浮络，从大到小，遍布全身，呈网状扩散，同周身组织的接触面甚广，这样，就能使循行于经脉中的气血，通过别络、孙络，由线状流注扩展为面状弥散，以充分发挥对整个机体的营养作用。

（二）分布部位

十五别络的分布有一定的部位，其中十二经脉的别络都是从四肢肘膝以下分出，表里两经的别络相互联络；任脉之络分布于腹部，督脉之络分布于背部，脾之大络分布在身之侧部。其具体的分布部位如下：

1. 手太阴之别络：从列缺穴处分出，起于腕关节上方，在腕后半寸处走向手阳明经；其支脉与手太阴经相并，直入掌中，散布于鱼际部。

2. 手少阴之别络：从通里穴处分出，在腕后一寸处走向手太阳经；其支脉在腕后一寸半处别而上行，沿着本经进入心中，向上系舌本，连属目系。

3. 手厥阴之别络：从内关穴处分出，在腕后二寸处浅出于两筋之间，沿着本经上行，维系心包，络心系。

4. 手太阳之别络：从支正穴处分出，在腕后五寸处向内注入手少阴经；其支脉上行经肘部，联络肩髃部。

5. 手阳明之别络：从偏历穴处分出，在腕后三寸处走向手太阴经；其支脉向上沿着臂膊，经过肩髃，上行至下颌角，遍布于牙齿，其支脉进入耳中，与宗脉会合。

6. 手少阳之别络：从外关穴处分出，在腕后二寸处，绕行于臂膊外侧，进入胸中，与手厥阴经会合。

7. 足太阳之别络：从飞扬穴处分出，在外踝上七寸处，走向足少阴经。

8. 足少阳之别络：从光明穴处分出，在外踝上五寸处，走向足厥阴经，向下联络足背。

9. 足阳明之别络：从丰隆穴处分出，在外踝上八寸处，走向足太阴经；其支脉沿着胫骨外缘，向上联络头项，与各经的脉气相合，向下联络咽喉部。

10. 足太阴之别络：从公孙穴处分出，在第一趾跖关节后一寸处，走向足阳明经；其支脉进入腹腔，联络肠胃。

11. 足少阴之别络：从大钟穴处分出，在内踝后绕过足跟，走向足太阳经；其支脉与本经相并上行，走到心包下，外行了通贯腰脊。

12. 足厥阴之别络：从蠡沟穴处分出，在内踝上五寸处，走向足少阳经；其支脉经过胫骨，上行到睾丸部，结聚在阴茎处。

13. 任脉之别络：从鸠尾（尾翳）穴处分出，自胸骨剑突下行，散布于腹部。

14. 督脉之别络：从长强穴处分出，挟脊柱两旁上行到项部，散布在头上；下行的络脉从肩胛部开始，向左右别走足太阳经，进入脊柱两旁的肌肉。

15. 脾之大络：从大包穴处分出，浅出于渊腋穴下三寸处，散布于胸胁部。

三、经筋

经筋是十二经脉连属于筋肉的体系，其功能活动有赖于经络气血的濡养，并受十二经脉的调节，所以也划分为十二个系统，称为"十二经筋"。

（一）生理功能

1. 生理功能：经筋的主要功能是约束骨骼，有利于关节的运动，正如《素问·痿论》所说"宗筋主束骨而利机关也"。

2. 分布部位：经筋的分布，一般都在浅部，从四肢末端走向头身，多结聚于关节和骨骼附近；有的进入胸腹腔，但不属络脏腑。经筋的分布，同十二经脉在体表的循行部位基本上是一致的，但其循行走向不尽相同。手足三阳的经筋分布于肢体的外侧；手足三阴的经筋分布于肢体的内侧，有的还进入胸廓和腹腔。其具体分布如下：

（1）足太阳经筋：起于足小趾，向上结于外踝，斜上结于膝部，在下者沿外踝结于足跟，向上沿跟腱结于腘部，其分支结于小腿肚，上向腘内侧，与腘部另支合并上行结于臀部，向上挟脊到达项部；分支入结于舌根；直行者结于枕骨，上行至头顶，从额部下，结于鼻；分支形成"目上网"，向下结于鼻旁。背部的分支从腋后外侧结于肩髃；一支进入腋下，向上出缺盆，上方结于耳后乳突。又有分支从缺盆出，斜上结于鼻旁。

（2）足少阳经筋：起于第四趾，向上结于外踝，上行沿胫外侧缘，结于膝外侧；其分支起于腓骨部，上走大腿外侧，前边结于"伏兔"，后边结于骶部。直行者，经季胁，上走腋前缘，系于胸侧和乳部结于缺盆。直行者上出腋部，通过缺盆，行于太阳经筋的前方，沿耳后，上额角，交会于头顶，向下走向下颌，上结于鼻旁；分支结于目外眦，成"外维"。

（3）足阳明经筋：起于第二、三、四趾，结于足背；斜向外上盖于腓骨，上结于膝外侧，直上结于髀枢，向上沿胁肋，连属脊椎。直行者，上沿胫骨，结于膝部。分支结于腓骨部，并合足少阳的经筋。直行者，沿伏兔向上，结于股骨前，聚集于阴部，向上分布于腹部，结于缺盆，上颈部，挟口旁，会合于鼻旁，下方结于鼻部，上方合于足太阳经筋—太阳为目上睑，阳明为目下睑。其分支从面颊结于耳前。

（4）足太阴经筋：起于大足趾内侧端，向上结于内踝；直行者，络于膝内辅骨

（胫骨内踝部），向上沿大腿内侧，结于股骨前，聚集于阴部，上向腹部，结于脐，沿腹内，结于肋骨，散布于胸中；其在里的，附着于脊椎。

（5）足少阴经筋：起于足小趾的下边，同足太阴经筋并斜行至内踝下方，结于足跟，与足太阳经筋会合，向上结于胫骨内踝下，同足太阴经筋一起向上，沿大腿内侧，结于阴部，沿脊里，挟膂，向上至项，结于枕骨，与足太阳经筋会合。

（6）足厥阴经筋：起于足大趾上边，向上结于内踝之前，沿胫骨向上结于胫骨内踝之下，向上沿大腿内侧，结于阴部，联络各经筋。

（7）手太阳经筋：起于手小指上边，结于腕背，向上沿前臂内侧缘，结于肘内锐骨的后面，进入并结于腋下，其分支向后走腋后侧缘，向上绕肩胛，沿颈旁出走足太阳经筋的前方，结于耳后乳突；分支进入耳中；直行者，出耳上，向下结于下颌，上方连属目外眦。还有一条支筋从颌部分出，上下颌角部，沿耳前，连属目外眦，上额，结于额角。

（8）手少阳经筋：起于手无名指末端，结于腕背，向上沿前臂结于肘部，上绕上臂外侧缘上肩，走向颈部，合于手太阳经筋。其分支当下颌角处进入，联系舌根；另一支从下颌角上行，沿耳前，连属目外眦，上经额部，结于额角。

（9）手阳明经筋：起于食指末端，结于腕背，向上沿前臂结于肘外侧，上经上臂外侧，结于肩髃；其分支，绕肩胛，挟脊旁；直行者，从肩髃部上颈；分支上面颊，结于鼻旁；直行的上出手太阳经筋的前方，上额角，络头部，下向对侧下颌。

（10）手太阴经筋：起于手大拇指上，沿指上行，结于鱼际后，行于寸口动脉外侧，上沿前臂，结于肘中；再向上沿上臂内侧，进入腋下，出缺盆，结于肩髃前方，上面结于缺盆，下面结于胸里，分散通过膈部，会合于膈下，到达季胁。

（11）手厥阴经筋：起于手中指，与手太阴经筋并行，结于肘内侧，上经上臂内侧，结于腋下，向下散布于胁肋的前后；其分支进入腋内，散布于胸中，结于膈。

（12）手少阴经筋：起于手小指内侧，结于腕后锐骨，向上结于肘内侧，再向上进入腋内，交手太阴经筋，行于乳里，结于胸中，沿膈向下，系于脐部。

四、皮部

皮部，是指体表的皮肤按经络的分布部位分区。《素问·皮部论》说："皮有分部"；"皮者，脉之部也。"十二经脉及其所属络脉，在体表有一定的分布范围，与之相应，全身的皮肤也就划分为十二个部分，称十二皮部。正如《素问·皮部论》所说："欲知皮部，以经脉为纪"；"凡十二经络脉者，皮之部也。"因此，皮部就是十二经脉及其所属络脉在皮表的分区，也是十二经脉之气的散布所在。观察不同部位皮肤的色泽和形态变化，有助于诊断某些脏腑、经络的病变；在皮肤一定部位施行敷贴、温灸、热熨等疗法，以治内脏的病变等等，这是皮部理论在诊断和治疗方面的运用。

第六节　经络的生理及其应用

一、在生理上的作用

1. 经络是内脏与体表的连接通路

人体脏腑组织器官，虽各有不同的生理功能，进行着有机的整体活动，但能保持着相互联系、有机配合和协调统一，主要还是通过经络的沟通作用来实现的。

如《灵枢·海论》说："十二经脉者，内属于脏腑，外络于肢节。"

2. 经络有运行输注气血的能力

人体各组织器官，均需要气血的温养，才能维持正常的生理活动。气与血所以能够通达周身营养脏腑组织，必须通过经络的输注方可实现。

《灵枢·本脏篇》："经脉者，所以行气血而营阴阳，濡筋骨、利关节者也。"

《十四经发挥》说："盖以人之气血，常行于十二经脉。"

3. 经络有抗御外邪、保卫机体的作用

气能抗邪卫体，血能营养周身，经络体系是运行气血的通路，故经气旺盛，经络畅通，则气血健运，抵御力强，体壮无恙。

二、在病理上的作用

经络在病理上的作用，主要是与疾病的发生和传变有关。亦即是起传导作用和反应作用。

1. 经络是外邪由表入里的传变途径

经络循行于人体内外，既然能把脏腑和体表组织联系起来，所以当体表受到刺激或发生病变时，也可通过经气的传导作用，沿着经络途径，而逐渐影响到内在脏腑的功能活动。

《素问·皮部论》说："邪客于皮则腠理开，开则邪入客于络脉，络脉满则注于经脉，经脉满则入舍于腑脏也。"

这说明当人体经气不足，卫外作用失常时，病邪可沿着经络通路侵入于内在脏腑。

2. 经络是内脏病变影响体表的渠道，既然经络是外邪由表入里的途径，所以脏腑有病，也可以通过经络的传导沿着经络的所属路径逐渐反映到相应的体表部位上来。如以下均是顺经而传：

肝病——胁痛（或少腹痛）

肾病——腰痛

胃火——牙龈肿痛

胆火——耳疼、耳聋等

《素问·脏气法时论》："肝病者……两胁下疼引少腹。""肺病者……肩背疼。"

《灵枢·邪客》："肺心有邪，其气留于两肘；肝有邪，其气留于两腋；脾有邪，其气留于两髀；肾有邪，其气留于两腘。"

三、在诊断上的作用

1. 经络是循经诊断的依据：由于经络是沟通人体脏腑与各个组织的通道，其循行又有一定的部位和起止点。因此，临床上就可根据疾病所出现的症状，结合经络的循行部位和所属的脏腑，作为循经诊断疾病的依据之一。

如循经诊断　两胁疼痛——分为肝胆疾患；

　　　　　　腰痛、腰酸——责之于肾经；

　　　　　　缺盆中病——是肺经的病变；

　　　　　　头痛病在前额——病在阳明经（胃经）（常用白芷）

　　　　　　头痛病在脑后——病在太阳（膀胱经）（常用羌活）

　　　　　　头痛病在两侧——病在少阳（胆经）（常用柴胡）

　　　　　　头痛病在巅顶——病在厥阴（肝经）（常用藁本）

　　　　　　肺脏有病——肺俞出现结节，中府穴出现压痛

　　　　　　肠痛患者——阑尾穴有压痛

　　　　　　消化不良患者——脾俞压痛或沉胀。

2. 经络是脉诊的部位：如《难经·一难》上说："十二经皆有动脉，独取寸口，以决五脏六腑死生吉凶……寸口者，脉之大会，手太阴之脉动也。"

四、在治疗上的作用

经络学说，在临床各科治疗中，应用非常广泛，特别是针灸、推拿、按摩、临床用药等方面意义更大。

1. 经络是药物归经的理论：每一种药物由于对某脏某腑的有效作用，是具有选择性的，所以临床治疗用药，也必须熟悉药物的归经，否则就不能药到病除，发挥治疗作用。例如：

麻黄——入肺和膀胱经——止咳、平喘、利水。

柴胡——入肝经——可开郁行气。

白芷——入胃经——可治阳明经头痛。

干姜、良姜、丁香、荜茇——入脾胃经——治脾胃虚寒。

附子、肉桂、小茴香、荔枝核——入肝肾经——温暖肝肾。

2. 是针灸、按摩循经取穴的根据：临证时针对某经、某脏、某腑的病变，可在病变的部位和经络循行的路线上，采取远端取穴和邻近部位取穴相结合的方法。例如：

太阳经头痛——取大椎（督脉）、昆仑穴（足太阳膀胱经）。

胃疼——取胃经的足三里，邻近的上、中、下脘。

肝胆病——取肝经的期门、章门穴等。

3. 是各种新疗法的理论基础：如针刺麻醉、耳针、电针、新针、水针疗法、穴位注射、羊肠埋线等，都是在经络学说的理论基础上发展起来的。如手术用的针刺麻醉有如下几种：

切脾——取脾经的穴位。

切胃——取胃经的穴位。

植皮——取肺经的穴位（肺主皮）等

综上所述经络的作用有如下几点：

（1）经络在生理上的作用：①经络是内脏与体表的连接通路；②经络有运行输注气血的能力；③经络有抵御外邪保卫机体的作用；

（2）经络在病理上的作用：①经络是外邪由表入里的传变途径；②经络是内脏病变影响体表的渠道。

（3）经络在诊断上的作用：经络是循经诊断和摸脉的依据之一。

（4）经络在治疗上的作用：如药物归经的理论和针灸、推拿、按摩的循经取穴都是建立在经络理论的基础上。

小结

经络学说是我国劳动人民几千年来，在与疾病做斗争的实践中所创立的一门医学理论，是祖国医学遗产的重要组成部分。它包括经脉和络脉两大类，经脉是主干，络脉是分支。经脉有奇、正之分，正经十二，即手足各三阴三阳；奇经有八，即任、冲、督、带、阴跷、阳跷、阴维、阳维。

正经的主要作用是联系人体内外表里上下，保持为"一个统一"的整体，还是运行气血的通道。奇经虽无表里关系，不与脏腑直接联属，但能进一步密切正经之间的联系，协助正经以储蓄气血。

络脉有别络、浮络、孙络之分，它们都是经脉的细小分支，能把气血运送到全身各个角落，可弥补经脉输注气血达不到的地方。

经络在生理上有运行气血、联系周身的能力，在病理上又是病邪出入往来的渠道。根据经络的循行部位，可察知疾病之所在，遵循药物归经的理论，可作为用药的依据。

虽然说经络的实质至今尚未彻底认识，但临床实践证明，经络学说之理论用于指导临床，效果显著是客观存在。随着科学的日益发展，对经络实质的揭示可望在不久的将来实现。我期望同学们也要积极地投身于此项研究中去，为人类的保健事业，为我国的现代化建设做出最大的贡献。

思考题

1. 何谓经络？它包括哪些主要内容？在生理、病理上有何作用？
2. 经络学说对临床诊断、用药有何意义？
3. 奇经八脉的循行特点是什么？其总的作用是什么？
4. 如何认识经络的实质？你有否新的见解？

第六章 气血津液

一、气

（一）气的基本概念

气在古代是人们对于自然现象的一种朴素认识，古代唯物主义者认为气是构成世界最基本的物质，宇宙间的一切事物都是气的运动变化而产生的。所以古代医家把气也引用到医学理论中去，并且应用得非常普遍。例如，人的产生存在，和生命活动的维持，都能用气来解释。

《素问·宝命全形论》说："人以天地之气生""天地合气，命之曰人。"

《素问·六节藏象论》又说："气和而生，津液相成，神乃自生。"

1. 气的含义

具体讲有以下 2 点：

（1）气是指机体流动的富有营养的微小难见的精微物质，如水谷之气，呼吸之气等；

（2）气是指脏腑组织的生理功能活动，如脏腑之气，经脉之气等等。

前者是后者的物质基础，后者是前者的功能表现，二者关系非常密切。

2. 气的来源

（1）禀受于父母：来自先天，为先天之气，亦称元气。

（2）来源于水谷：依赖肺的呼吸，为后天之气，亦称宗气。

元气与宗气相结合而称为正气。

（二）气的分类与生成

由于气的含义、分布不同，所以来源、特点也不同，其表现形式和反映出来的作用也不一样。气的名目繁多，但总的说来，其主要者有元气、宗气、营气、卫气四种。其次还有能说明脏腑功能活动的脏腑之气（机能之气），能表现经络运行用的经脉之气（经气）等。下边分别叙述之：

1. 元气：又称原气、真气。

（1）生成：元气禀受于先天，来源于父母，发源于肾（亦称命门），藏于下气海——丹田部位，赖后天水谷之精气不断滋养，是先天之精所化生的，故曰元气。

《灵枢·刺节真邪》说"真气者，所受于天，与谷气并而充身也。"

（2）功能：

①元气能借三焦之通路而分布全身，有激发和推动各脏腑组织发挥其功能活动的作用。

②由于五脏六腑之气的产生，必须根源于元气的资助，所以元气是推动人体生命活动的源动力。

因此，元气充沛，则脏腑机能强盛，抗邪力强，身体就健康无恙。

若先天禀赋不足或久病损伤元气，则脏腑气衰，抗邪无力就体弱多病。

故治疗法则有"培补元气，以固根本"的治法。

2. 宗气（动气之称）

（1）生成

宗气是由肺吸入的大自然之清气（氧气）和脾胃所消化的水谷之精气，在肺中结合而生成的。它积聚于胸中的上气海——膻中部位。此处为一身之气的运行宗始，故称宗气。

（2）功能

①走气道助肺脏维护呼吸，《灵枢·邪客》："宗气积于胸中，出于喉咙，以贯心脉，而行呼吸焉。"

②贯心脉，协助心以行营血，《素问·平人气象论》："出于左乳下，其动应手，脉宗气也。"《灵枢·刺节真邪》："宗气不下，脉中之血，凝而留止。"

③是视听言动的动气力量。

综上所述，说明了宗气不仅对呼吸有维护作用，而且对心脏的搏动和血液的运行循环，也有推动的能力。

（3）与元气的关系

元气为先天之气，藏于下气海，宗气为后天之气积于上气海；二者互相贯通，具有不可分割的关系，双方结合能形成真气，运行于经脉之中又叫经气。

《素问·离合真邪》说："真气者，经气也。"

小　结

宗气，来源于脾胃，积聚于胸中，而形成于心肺；贯心脉能行营血，助肺脏维护呼吸，与视、听、言、动机能有关，故后天又称之为"动气"；它和元气关系最为密切，二者结合能形成真气。

3. 营气（荣气）

（1）生成：是由水谷精微所化生的精气之一，是一种生于水谷，源于脾胃，出于中焦，行于脉中，而富有充分营养物质的气，故称营气。

《灵枢·营卫生会》说："营出中焦。"

《素问·痹论》说："荣者，水谷之精气也。"

（2）功能

①组成血液。由于营气来源于水谷之精微，具有丰富的营养物质，又循行于脉中，所以是组成血液的重要物质。

②营养周身。因营气是血中之气，运行于脉内，无处不到，与血液共同滋养五脏六腑，四肢百骸，所以营气有营养全身的作用。

如《灵枢·邪客》说："营气者，……以荣四末，内注五脏六腑。"

（3）与血的关系

营气是血液的重要组成部分和主要营养成分，和血液的作用相似，来源相同，路线一样，盛衰一致，二者可分而不可离，所以习惯上"营与血"并称。如《读医随笔》上说："生血之气，荣气也。荣盛即血盛，荣衰即血衰。"

4. 卫气（卫阳）

（1）生成：卫气是由水谷之气化生的，是人体阳气的一部分，故有"卫阳"之称，因它有抗邪卫外的能力，故名卫气。

①卫出下焦：卫气本源于先天，是肾中阳气所化生的，为人身阳气的一部分，有"卫阳"之称，故有"卫出下焦"的说法。《灵枢·营卫生会》："营出于中焦，卫出于下焦。"

②卫出中焦：《灵枢》认为卫气和营气一样，皆生于水谷，亦不过是"清者为营，浊者为卫"罢了。这又说明卫气生化在中焦。《灵枢·营卫生会》："人受气于谷，谷入于胃，以传与肺，五脏六腑，皆以受气，其清者为营，浊者为卫，营在脉中，卫在脉外。"

这显然是卫气的生化在中焦。

③卫出上焦：卫气敷布周身，有卫外的作用，当它发挥其卫外功能时，来源依赖肺气的宣发，故有"肺主卫气"之说，所以又出现了"卫出上焦"的论点。如：

《中藏经》说："卫出于上。"

《内经太素》说："卫出于上焦。"

《千金方·三焦脉论》："荣出中焦，卫出上焦。"

《灵枢·决气》："上焦开发，宣五谷味，熏肤、充身、泽毛，若雾露之溉，是谓气。"

《灵枢·五味论》："辛入于胃，其气走于上焦，上焦者，受气而营诸阳者也。"

《灵枢·痈疽》："肠胃受气，上焦出气，以温分肉，而养骨节，通腠理。"

《难经·三十二难》："心在血，肺在气，血为荣，气为卫，相随上下，谓之荣卫。"

综上所述，卫气是根源于下焦，充养于中焦，开发于上焦。简而言之，亦即是肾生、脾养、肺开发。

（2）特性

由于卫气是人身阳气的一部分，所以其性慓悍滑疾，善于游走窜透，不受脉管之约束，而围绕着经脉系统运行于脉外，充斥在周身内外的皮肤肌肉之中。《素问·痹论》："卫者，水谷之悍气也，其气慓疾滑利，不能入于脉也。"

（3）作用

卫护肌表，防御外邪入侵；控制调节汗孔，维持体温衡定；温煦脏腑，润泽肌肉皮毛。例如：

①控制汗孔，调节体温。

气温升高——卫气出表，皮肤舒张——汗孔开张——散温泄热。

气温下降——卫气入里，皮肤收缩——汗孔关闭——避寒保暖。

这样卫气能使机体的温度恒定，主要在于能控制汗孔的开合。

《灵枢·本脏》说："卫气者，所以温分肉，充皮肤，肥腠理，司开合者也。""卫气和，则分肉解利，皮肤柔润，腠理致密矣。"

②卫气卫护肌表，抗御外邪。

卫气强——体表固密，抵抗力强，邪气不宜侵袭机体——不易病。

卫气弱——肌表不固，腠理空虚，邪气宜乘虚而入——易病。

卫胜（正胜）邪实，卫阳能与邪抗争，可出现发热恶寒等症。

③温煦脏腑，润泽皮毛：《灵枢·邪客》："卫气者，出其悍气之慓疾，而先行于四末、分肉、皮肤之间，而不休者也。昼日行于阳，夜行于阴，常从足少阴之分间，行于五脏六腑。"

（4）与营气的关系

①生成上同源：同为水谷之精气所化，都是宗气的一部分。

②循行上异流：营气行于脉内，卫气行于脉外，二者可以互相渗透。

③性能上配合：营气以组成血液，营养周身为重，主内守而属于阴；卫气以温煦肌表，抵御外邪为要，主外卫而属于阳。二者一阴一阳、一守一护、一内一外、一柔顺一慓悍，配合无间。

附：脏腑之气（亦称机能之气）

脏腑之气，即是各脏腑组织受到元气、宗气、营气的滋养温煦以后而产生的机能活动之气，故亦称机能之气，例如：

肺的呼吸机能之气——称肺气；

胃的受纳腐熟机能之气——称胃气；

脾的运化和统血机能之气——称脾气；

其他如心气、肝气、肾气等皆是如此。

第六章　气血津液

89

此外，气还有多种名称，如：

正气：与邪气相对而言，指机体功能活动的综合和对病邪的防御机能。

中气：指脏腑之气中脾胃二气的合称。

经气：指经络中的气，能表现经络功能者，针刺时所说的针刺的得气，就是经气的作用。

（三）气的生理功能

气的作用在机体占有很重要的地位，如《难经》上说："气者，人之根本也。根绝则茎叶枯矣。"由于气的分布部位不同，所以各有各的功能特点，但概括起来，不越乎推动、温熙、固摄、气化、防御五大方面。

如血液的运行、津液的输布、脏腑经络活动的产生是推动作用的表现；人体平常体温的维持是温熙作用的表现；卫护肌表，抗御外邪而保持身体健康是防御作用的表现；精血的固摄、汗尿的控制是固摄作用的表现；气血精津之间变化、脏腑的某些功能形式是气化作用的表现。

（四）气的运动形式

气是机体流动力很强的一种精微物质，它不断的运动，流行于全身。各种气有各种不同的运动形式，但概括起来，不外乎升降出入四种基本形式。

如肺主呼又主吸，即有宣又有降；肺主呼气，肾主纳气；心火下降，肾水上升；脾气主升，胃气主降。

若气之升降出入不利，皆会导致疾病的发生。如肝气郁结、肝气横逆、脾气下陷、胃气上升、肾不纳气，心肾不交等皆是气运动形式失常的病变。故《素问·六微旨大论》："升降出入，无器不有。"《素问·六微旨大论》："非出入，则无以生、长、壮、老、已；非升降，则无以生、长、化、收、藏。"

综上所述，人身之气可概括为元气、宗气、营气和卫气四种；其来源不外乎肾中精气所化，水谷精气所化生和自然之清气所入三个方面；其作用不外乎推动、温熙、防御、固摄和气化五条范围；其运行超不出升降出入四种形式；其盛衰还要决定于后天脾胃受纳水谷之多少。《灵枢·五味》："谷不入半日则气衰，一日则气少矣。"

复习题

1. 气的含义是什么？人身之气主要概括为哪几种？

2. 宗气和元气是怎样生成的？

3. 营气、卫气各有什么作用？卫气的特性是什么？它与营气的关系如何？

4. 气总的功能有哪些？运动形式是什么？

二、血

（一）血液的含义

血液是一种饱含精气具有丰富营养作用的有色液体，按一定规律沿一定方向在脉中循环流动，运行不息，故脉有"血府"之称。

（二）血液的生成

1. 水谷精微所化：血液是由脾胃吸收运化的水谷之精微，经过一系列的生理变化过程而形成的。

过程：当饮食物经过脾胃等器官的腐熟消化后，将其能变化为血的精微部分和津液结合吸收，上输于肺，经肺等脏器的气化作用，使之与清气（氧气）结合，而逐步转化成血，再注之于心，运行于周身，这一系列的生理变化过程就是中医传统的血液化生概念。

《素问·决气》："中焦受气取汁，变化而赤，是谓血。"

《素问·营卫生会》："中焦亦并胃中，出上焦之后，此所受气者，泌糟粕，蒸津液，化其精微，上注于肺脉，乃化而为血。"

2. 精髓之所生：肾藏精，精生髓，髓生血。《张氏医通》："精不泄，归精于肝而化清血。"这条经文说明精能生血。

3. 营气之参与：营气是丰富的营养之气，与血液共同行于脉中，所以不仅是血液的重要组成部分，也是血液的主要营养成分，故营气有"血中之气"和"生血之气"的称号。

《素问·邪客》："营气者，泌其津液，注之于脉，化以为血。"

（三）血液的功能

1. 输送营养物质，以滋养周身：皮毛、筋骨、经络、脏腑等一切器官均由血液供给营养，方能发挥其作用，否则不仅脏腑功能减退，而且会出现全身血液的病理变化。《灵枢·本脏》："血和则经脉流利，营复阴阳，筋骨劲强，关节清利矣。"《素问·五脏生成论》："肝受血而能视，足受血而能步，掌受血而能握，指受血而能摄。"《难经·二十二难》："血主濡之。"

2. 血能藏气：气之特性是行而不止、散而不聚的，血对于气体有极大的亲和作用，可以使气经常依附于血液运行而不散失，故血有"气之府"的称号。

3. 血能养神：血是神志活动的物质基础，是神气所寄存之处，故有"神为血气之性"之说。《素问·八正神明论》："血气者，人之神，不可不谨养。"所以血液充盈，则神志清晰，精神充沛，血虚、血热则出现惊悸、失眠多梦、易惊等神志不安的症状。

（四）血液的循行

血液循行脉中，之所以流布全身，运行不息，主要体现在：①心主血脉，气为血液循环的动力；②肺朝百脉，肺脏能助心脏输布血液；③肝主藏血，能储存调节血量；④脾气统血，能使血液循经运行而不外溢。这样心的推动，肺的输布，肝的贮藏，脾的统摄，四脏结合，维持了血液的正常运行。

因而，心、肺、肝、脾任何一脏的功能失调，均可出现血行失常的病变。如心肺虚弱，则运血无力，血行瘀阻；肝失藏血，脾失统血，则见急慢性出血症。

（五）气与血的关系

1. 相同点

（1）都生成于水谷精微和肾中精气；

（2）其运行布散都赖肺、脾、肾等脏器的功能活动；

（3）均为生命活动的物质基础。

2. 不同点

（1）气属阳，阳性热而主动，作用以推动、温煦为主。

（2）血属阴，阴寒润，性而静，以营养滋润为主。

3. 相互间

（1）气能生血：精赖气化，精能生血。

（2）气能行血：气行则血行，气滞则血瘀。

（3）气能摄血：气能摄血，血不外溢。

（4）血为气母：血随气行，气被血藏。

《素问·调经论》曰："血气不和，百病乃变化而生。"

《素问·至真要大论》曰："疏其血气，令其条达，而致和平。"

（六）血和精的关系

血和精的关系是互生互化的关系。临床上多见失精病人血虚，血亏病人精少。精和血要盛同盛，要衰俱衰，故有"精血同源"之说。

总之，血液的生化与心、肝、脾、肺、肾、胃有关；血液的循行离不开心、肝、脾、肺的作用；血液的功能主要是输送营养物质至全身各个部位，其与气的关系最为密切。

三、津液

（一）何为津液

津液是体内一切正常水液的总称，如泪、涕、汗液、唾液、肠液、胃液、尿液和机体内以及关节内一切分泌物等均属于津液的范围。

（二）津液的生成

津液来源于饮食，其中以饮料为主，津液为水谷精微中的液体部分。通过胃的"游溢"，脾的"散精"逐渐变化成津和液。

（三）津液的输布和排泄

饮料到胃通过消化和游溢下降到小肠，经小肠的吸收上输于脾，由脾散布，下输于肾，经过肾的升清降浊作用，发散于皮毛的则为汗，下降至膀胱排泄于体外的而为尿。

脾、肺、肾是参与水液代谢和津液输布的主要脏器。

总之，津液的输布主要是依胃的游溢精气，脾的转输散精，肺的通调水道，肾的升清降浊作用，并借助三焦之通路来完成的。当然与肝的疏泄，心主血脉、胃的受纳、大小肠的吸收、膀胱的贮藏和排泄等功能，也有着一定的关系。

所以，津液的生成、输布和排泄是一个复杂的过程，是很多脏腑相互协调配合的结果。但其中以肺脾肾三脏为主。《素问·经脉别论》："饮入于胃，游溢精气，上输于脾，脾气散精，上归与肺，通调水道，下输膀胱，水精四布，五经并行"。以上五种脏腑组织对津液的化生输布和调节功能，中医称之为"三焦气化"。如《素问·灵兰秘典论》："三焦者，决渎之官，水道出焉。"

张景岳解释为："上焦不治，则水泛高原；中焦不治，则水留中脘；下焦不治，则水乱二便。三焦气治，则脉络通，水道利，故曰决渎之官。"

（四）津液的作用

1. 布散于体表——能滋润皮毛肌肤；

2. 进入于体内——能濡养五脏六腑；

3. 输注于孔窍——能润泽耳目口鼻；

4. 流入于肢节——能滑利各个关节；

5. 渗灌于髓腔——能营养骨髓脑髓。

故《灵枢·决气》："腠理发泄，汗出溱溱，是谓津。谷入气满，淖泽注于骨，骨属屈伸，光泽补益脑髓，皮肤润泽，是谓液。"

总之，津液的主要作用不外乎滋润、濡养两条。

（五）津与液的区别

津与液的来源虽同，但从这性状、作用、运输部位及与脏腑的联系来看，是有一定区别的。

1. 性状上的不同

津——属阳，清而稀薄，流动性大。

液——属阴，浊而浓稠，流动性小。

2. 作用上的区别

（1）津的作用

①津能随三焦之气出入于脏腑肌腠之间，以滋润皮肤、肌肉、经脉等组织。《灵枢·五癃津液别》："温肌肉，充皮肤，为其津。"

②津是组成血液的主要成分，血液之所以成为液状物，能被循环周流全身，就是因为有大量的津，充斥于内的缘故。《灵枢·痈疽》："津液和调，变化而赤为血。血和则孙脉先满溢，乃注于络脉，皆盈，乃注于经脉。"

（2）液的作用

①能填精补髓，濡养孔窍。骨腔里的骨髓、脑海里的脑髓以及鼻、眼、口等孔窍的涕、泪、唾液均属于液的功能范畴。

②滋润骨节筋膜，滑利关节。全身的筋膜、骨节之所以能够屈伸活动，运动自如，主要是依赖液的滋养和润泽，否则肢节活动受限，甚至抽搐强直。

总之，津属阳主表，主外泄，温肌肉，润皮肤，充斥血脉、脏腑；液属阴主里，主内藏，利关节，濡空窍，补宜骨髓、脑髓。二者虽能区别，但不能严格分开，临床上往往"津液"并称。

（六）五脏化五液

根据津液的所输部位及其与脏腑的联系，《内经》上有五脏化五液的分类法。

1. 何谓五液？五液即汗、涕、泪、涎、唾。《灵枢·宣明五气》："心为汗，肺为涕，肝为泪，脾为涎，肾为唾，是谓五液。"

2. 五液与五脏的关系

（1）汗：为津液所化，津液是血液的组成部分，心主血，故汗为心之液（如心阳虚自汗，心阴虚盗汗）。

（2）涕：是鼻黏膜分泌的液体，能润泽鼻腔，鼻为肺之窍，故涕为肺之液（如肺气不宣，则鼻塞、流涕；肺热、肺燥，则鼻干涕少）。

（3）泪：出于目，有濡润保护眼目的作用，目为肝之窍，故泪为肝之液（如肝阴不足则眼干泪少，肝经风热，则遇风流泪）。

（4）涎：是口津唾液中的清晰部分，有润泽口腔，帮助吞咽消化的作用，口为脾之窍，故涎为脾之液（脾胃津伤，则口干涎少；脾虚不摄，则流涎不止）；

（5）唾：亦是口津唾液中的浓稠部分，为肾精所化，稠而不浊，有滋养肾精的作用，故唾为肾之液（如肾精旺盛，则口舌润滑；肾阴不足，则口舌干燥）。

唾和涎统称为口津、唾液（口水），但也有区别。涎为脾所化，溢于口，为口津中的清稀部分，它具有保护口腔黏膜，润泽口腔，协助食品的调和及消化的能力。

若口角流涎多，多责之于脾；唾为肾精所化，生于舌下，为口津浓稠部分，它具有滋养肾中精气的作用。若唾液频出，常责之于肾。

（七）津液的环流

津液分布于全身，首先通过经脉——络脉——孙脉，以润养组织器官，经脏腑组织使用后，其无用的部分，则化为汗、尿排出体外，其余部分又重渗入孙脉——络脉——经脉之中，仍为血液的组成部分，以便维持体液的相对平衡。这种津液出入经脉，环流周身，有次序的循环，就称之为津液环流。

四、气血津液之间的关系

（一）气与血的关系

1. 相同点

（1）其生成都需要水谷精微和肾中精气所化。

（2）其运行、布散都有赖肺、脾、肾等脏器的功能活动。

2. 不同点

（1）气属阳，阳性热而主动，作用以推动温熙为主。

（2）血属阴，阴寒润而主静，作用以营养濡润为重。

3. 相互关系

（1）气能生血：精赖气化，血赖精生；气旺则血充，气虚则血少。

（2）气能行血：气帅血行，气滞血凝；气行则血行，气滞则血瘀。

（3）气能摄血：气旺摄血，血循经脉；气虚不摄血，血溢脉外。

（4）血为气母：气含于血，血能载气；气不依附于血，气飘浮无定。

《血气论》："守气者，即是血。"

总之，气为血之帅，血为气之母，气能化清血，血被气统摄。

血气之间的关系及极为密切，如《素问·至真要大论》："疏其血气，令其条达，而致和平。"《素问·调经论》："血气不和，百病乃变化而生。"

（二）精和血的关系

血和精是互生互化的关系。往往失精病人血虚，血亏病人精少（如治肾亏补血，治贫血补肾，均是取其"精血互生"之义）。《诸病源候论》"精者血之所生也"——血生精。《类经》"精足则血足而发盛"——精生血。

（三）气与津液的关系

（1）气旺生津：津液来源于饮食，有赖于胃的"游溢"和脾的"散精"。脾胃之气旺盛，而津液来源充足；脾胃虚衰，津液化源不足而亏少。所以，临床上常有气津两伤之说。

（2）气能化津，气属阳，是无形的动力，津液属阴，是有形的物质，阴得阳则化，故津液的输布极其化生为汗、尿等排泄体外，都必须依赖气的升降出入运动（脏腑气化功能）才能够完成。否则气化失司，气不化水，则津液输布失常，以致水液停留，出现痰饮或者水肿。临证时治痰应当助气化以利水，用温药以化水饮。

如《伤寒论》："若脉浮，小便不利，微热，消渴者，五苓散主之。"即是此义。《金匮要略·痰饮篇》有"病痰饮者，当以温药和之"的治疗原则。

（3）气能摄津：气不仅对津液的生成输布有推动、气化作用，而且津液的代谢平衡，也有赖于气的固摄能力来维持，只有气的正常控制才不至于造成津液无故丢失，否则气虚不摄，则见遗尿、盗汗、多尿、多汗。

（4）津能载气：因为气依附津液而存在，所以，津液大量的丢失，也必然导致气的损伤，而出现"气随津脱"气不足的症状。

故临床多见：汗吐下太过的病人，往往出现气短无力等症，这就是气随液脱的现象。故《金匮要略心典·痰饮篇》有"吐下之余，定无完气"之说。

（四）血与津液的关系

血与津液都是液体，均属阳，都以营养滋润为其主要功能。血液中包含有大量的津液存在，津液是血液的重要组成部分，因此，血液的盈亏与津液的多少有着直接的关系。

所以临床多见，出血过多的病人，常因耗血而伤津；津伤液脱的患者，则常因津枯而造成血燥。如《灵枢·营卫生会》："夺血者无汗，夺汗者无血。"《伤寒论》："衄家不可发汗，亡血家不可发汗。"以上两条告诫皆是此义。

故出血病人不能直接使用发汗药，对于多汗津亏患者不能采取放血疗法。

（五）汗尿与津液的关系

汗和尿是津液滋养脏腑组织之后的无用水液，也是"津液环流"的气化产物。所以，汗多者尿少，尿多者汗少，汗尿俱多者津伤，汗、尿、津液三位一体，关系极为密切。

如《素问·灵兰秘典论》："膀胱者，州都之官，津液藏焉，气化则能出矣。"《诸病源候论》说："津液之余者，入胞则为小便。"《曹氏病源》："小便者，水液之余也。"

所以，"出血病人不能发汗""津液不足不能利尿"，这即是"血汗同源""津血同源"的道理。

复习题

1. 血液是怎样生成的，作用是什么？气和血的关系如何？

2. 何谓津液? 津液的输布过程怎样?

3. 津液的作用是什么? 津与液有何区别?

4. 何谓五液? 五液与五脏的关系怎样?

5. 说说津液与气的关系。

第七章　病因与发病

一是掌握六淫的特性和致病特点

二是熟悉痰饮瘀血发病的临床表现

概述：本章所谈的发病学说和病因学说，是古人几千年来在实践中创造出来的，具有丰富的内容和独特的体系。

上述已讲，人体在正常情况下，脏腑组织之间，人与自然界环境之间，既是对立的又是统一的，他们在不断地产生矛盾和解决矛盾。人体是在两个对立统一关系的基础上，维持着正常的动态平衡和生理状态。若因某种原因影响和破坏了这两种对立统一的关系，就要产生疾病。

第一节　发病原理

一、疾病是怎样发生的

（一）形成疾病的机制

机体在正常的生理活动下，因某种原因破坏了脏腑之间，人与自然之间的对立统一关系和相对平衡状态，而产生了一系列的程度不同的种种病理变化。用阴阳的术语来讲，即是"阴平阳秘"被破坏而造成"阴阳失调"的现象，这就是形成疾病的根本所在。

（二）造成阴阳失调的原因

阴阳失调的关键为内在正气和外在邪气两方面。

正气：是指人体的机能活动和抗病能力（抵抗力）。

邪气：是指一切致病的因素。

假如人体的正气不足，脏腑功能紊乱，邪气就会乘虚而入，侵犯机体，破坏生理状态，而发生病理变化；相反，如果人体的正气旺盛，防御能力很强，虽有邪气的侵袭，也不至发生病变。所以，造成阴阳失调，产生病理变化主要是正邪斗争。正不胜邪的结果。例如：

内在条件：为正气；外在条件：为邪气。

病与不病：正气旺盛，抗病力强，则不易病。

正气虚衰，抗病力弱，则容易病。

故《素问·遗篇刺法论》："正气存内，邪不可干。"

《素问·评热论》："邪之所凑，其气必虚。"

看来，治病不仅注意祛除致病因素，还要着重调整增强机体的抗病能力，亦即是中医学中的"扶正祛邪"的主导思想。

（三）决定疾病预后的因素

决定疾病预后的因素是正气。因正气是引起疾病的内因。它关系着疾病的发展、变化和转归。所以，内因是疾病预后的决定因素。

正与邪：正胜邪退，疾病就趋向好转和痊愈。

正不胜邪，疾病就趋向进展和恶化。

二、与疾病变化有关的几种因素

（一）体质与发病的关系

例如：身体素质好，则发病轻，恢复快。

身体素质差，则发病重，恢复慢。

《灵枢·寿夭刚柔》说："人之生也，有刚有柔，有弱有强，有短有长，有阴有阳。"这说明人体的禀赋不同，对发病也有一定的影响。

（二）病邪程度与发病的关系

若感受的邪气重，则病情重，容易恶化。

若感受的邪气轻，则病情轻，容易痊愈。

（三）病邪性质与发病的关系

若感受：苛毒、疠气，则病重，难治（麻风病）。

若感受：风热、暑湿，则病轻，好治（一般感冒）。

（四）精神与发病的关系

人的精神状态，可影响脏腑气血的功能活动，它可以促使病进，亦可以促使病愈。例如：

精神愉快，则有利于疾病的恢复。

悲观失望，则不利于疾病的痊愈。

总之，疾病的发生和变化，是一个有规律的复杂过程，在诊治疾病时，必须透过现象看本质，抓住主要矛盾，做出正确的诊断，"不能头痛治头，脚痛医脚。"

《素问·刺法论》说："余闻五疫之至，皆相染易，无问大小，病状相似。"《诸病源候论·卷十》谓："人感乖戾之气而生病，则病气转相染易，乃至灭门。"

第二节　病　因

一、概述

"百病之生，各有所因"。没有原因的疾病是不存在的，既有其因，必须求之，求其因才能抓住疾病的本质，求其因才能有正确的诊断和治疗。所以，临床上非常重视"辨证求因""审证求因""病因辨证"。

（一）何谓病因

病因，是导致疾病发生的原因，或者叫作致病因素，如六淫，七情，疫疠，饮食不节，劳逸不适，痰饮，瘀血，跌扑金刃以及虫兽所伤等。

（二）病因归类

前人根据致病因素的性质不同，来源不同及其致病特点的差异，曾对病因有以下几种分法。

1.《内经》的分法：《内经》认为病因虽多，但总的说来不外乎阴阳两大类。如《素问·调经论》上说："夫邪之生也，或生于阴，或生于阳。其生于阳者，得之风雨寒暑；其生于阴者，得之饮食居处，阴阳喜怒。"

2. 汉代张仲景的分法：张仲景在《金匮要略》里指出，疾病的发生有三个途径。他说："千般灾难，不越三条。一者，经络受邪入脏腑，为内所困也；二者，四肢九窍血脉相传，壅塞不通为外皮肤所中也；三者，房室金刃虫兽所伤。"

3. 宋代陈无择的分法：陈氏在《内经》和张仲景的理论基础上有所发挥和补充，总结有"三因论"。譬如他在《三因极一病证方论》中说："六淫邪气所触为外因，五脏情志所伤为内因，饮食房事，跌扑金刃所伤为不内外因。"

综上所述之病因分类法，在临床上已沿用日久，对中医诊断治疗有一定的指导意义。

但是，根据唯物辩证法的事物发展观来认识病因的分类，总不外乎外因和内因两个方面。事实上外界气候的变化，外伤虫兽所害，都属于外来的致病因素，都应当归属于外因范畴；饮食，房室，劳倦之伤，可属于内在的致病因素，应归属于内因的范围，根本谈不上不内外因之说。

（三）中医病因学说的含义

中医所指之病因不是单指致病因素，而是根据临床症状和体征，联系自然界的现象，把病因，病位，病性结合起来，加以类比，通过分析，归纳，推求，确立的证候概念。所以与现代医学所说病因学说的概念是不一样的，不了解这一点，今后可能会误入头痛治头，脚痛医脚的歧途。

中医的证候包括：①致病因素
②症状体征
③自然现象
④病性病位

（四）证候的含义

中医所谈的证候，即是病名。有时是病因、病理、症状的总称。

例如，发热恶寒，无汗，头痛，鼻塞，流清涕，脉浮紧，苔薄白等这都是症状，但结合归纳又是个证候—风寒束表证。或者叫作风寒感冒，或叫外感风寒等。

证候 = 病因 + 症状 + 病理。

二、六淫总论

（一）何谓六淫

六，是个数字；淫，有太过浸淫之义，是不正之气。六淫，即是指风、寒、暑、湿、燥、火六种外感病邪，故亦称六邪。

（二）六气与六淫的区别

六气指风、寒、暑、湿、燥、火。是时令的六种正常气候，是万物生长变化所适应的自然环境，也是人类赖以生存的条件之一。

六淫一是能够置人于病的六气，也是风寒暑湿燥火，不过是非其时而有其气的反常气候罢了。当人体的防御能力下降，不能适应这种太过和异常气候时，六气乘虚而入，导致疾病。这时六气就称为"六淫"和"六邪"了。

（三）六淫致病特点

1. 与季节居处环境的关系

人与自然是息息相关的，季节气候的变化时刻在影响着人的生长发育和健康。如：

五季　风应春——春天多风病（风温）

热应夏——夏季多热病，火病（上焦火热，暑温）

湿应长夏——长夏多湿病（湿温，痢疾）

　　　　　　燥应秋——秋天多燥病（秋燥，口鼻干燥）

　　　　　　寒应冬——冬季多寒病（寒痹，哮喘）

　　居处　南方多雨——易感受风湿而患着痹证

　　　　　北方多寒——易遭受寒凉多患寒痹，哮喘

　　总之，我国地大物博，人口众多，地势有高下，气有温凉。高则气寒，下则气热，东南近海洋，气候就湿润。西北多高原，气候就干燥。一般说来，由于南北高下，寒热温凉之异，所患疾病有一定的季节性，地域性。但总由于四季六气的不固定，个体的差异，环境的区别，病变的发生也会错综复杂，并非按以上规律所述而患之。

2. 六淫邪气可以互见互化

　　互见：六淫邪气犯人可以单独作用于机体，也可以两种或三种邪气同时侵袭人体。故感受两种以上的病邪而发病者，称为互见。如风寒感冒，湿热痢疾，风寒湿痹等。

　　互化：人体感受外邪之后，由于正邪的矛盾斗争，在一定的条件下，病变的性质可以互相转化称为互化。如：

　　风、寒、湿、燥之邪——均可化热、生火

　　暑火灼伤阴液——可以化燥生风

　　风盛——可以生热

　　热急——可以生风

　　阳性体质化热快，阴性体质生寒多，故在研究气候变化与疾病发生的关系时，必须注意到人体的内在因素。

3. 六淫致病有一定的途径

　　（1）多侵犯肌表皮毛。

　　（2）多从口鼻而入。

　　（3）肌表，口鼻同时受邪

　　之所以把六淫致病称"外感病"，其原因就在于此。

　　（四）现代医学对六淫的看法

　　1. 六淫除包含有物理，化学等致病因素之外，还包括有细菌，病毒，寄生虫等生物致病因素在内。

　　2. 六淫概括了外来的一切病邪。它能把致病因素的影响和致病因素作用于人体以后所引起的症状、体征结合起来分析，是其独到的地方，但对致病的微生物认识不清是其不足之处。

　　（五）六淫病理与内生五邪的区别

　　六淫发病，是邪从外来感受之，所表现的症状符合六淫的特性，故叫六淫病理。

"内生五邪"是病从内生，是机体本身脏腑功能紊乱所产生的化风、化寒、化湿、化燥、化热、化火等病理反映。类似于六淫的致病特点，但不属于外感致病因素范围，为了与六淫病理相区别，故称"内生五邪。"

复习题

1. 疾病是怎样产生的？

2. 何谓正气，邪气？你对"正气存内，邪不可干"，"邪之所凑，其气中虚"是如何理解的？

3. 谈谈中医病因学说的含义？

4. 证候与症状有哪些区别？

5. 何谓六淫？它与内生五邪如何区别？

三、六淫

（一）风

1. 概述：风，是春天的主气。风在正常气候中，是善于运动的六气之一，在反常气候里，是变化多端的六淫之首。由于风善于运动和多变，故风引起的疾病非常广泛。风邪伤人，不限于春季，一年四季皆可发生。

《素问·风论》："风气止于皮肤之间，内不得通，外不得泄……腠理开则洒然寒，闭则热而闷。"（外风）

《素问·至真要大论》："诸风掉眩，皆属于肝。"（内风）

2. 风的特性与致病特点：自然界的风，是一种无形的，流动的气流。来去较快，时有时无，变化多端，无孔不入，且能使树木动摇，中医就根据自然界风的这些特性，来比拟人在发病时所出现的证候现象。如果临床症状见到有类似这样特性的古人就认为是风邪为患。

（1）风为百病之长：风邪犯人单独侵袭则少，多兼杂其他邪气为患，如寒、湿、燥、热诸气，往往依附于风而侵袭人体，如临床常见的风湿，风热，风寒，风燥等。由于风邪常为外感病的主因先导，故有"百病之长"之称。

《素问·首空论》："风者，百病之始也。"

《素问·风论》："风者，百病之长也。"

《医学·三字经》："人百病，首中风。"

（2）风为阳邪，其性开泄：风应春，属阳邪，容易发散开泄，其性轻扬，易于激荡而浮越。具有升（生）发、向上、向外的特点。所以风邪伤人多侵犯人体的阳位—上部（头部）、肌（皮毛腠理）

《素问·太阴阳明论》："故犯贼风虚邪者，阳受之……伤于风者，上先受之。"

（3）风善行而数变

①风性善行：是指风邪发病，不固定位置，游走不定。例如风疹：

起浮无常——风至则起，风过则落，如风之推波逐浪，时起时伏。

瘙痒时作——风邪窜袭肌表，经气运行不畅。

尤在泾说："血为风动，则身痒而隐疹。"

又如行痹——关节疼痛，走窜不定。故称为行痹又叫风痹。

《素问·痹论》："其风气胜者为行痹。"

故有人形容风是"动而不静"，"行而不住"，"散而不聚"，"开而不闭"的一种邪气。

②风性数变：是指风邪为病，发病急，变化快，多种多样。

例如："外感风热"容易传经入里化火变成火热之证（变化快）

又如中风（发病急）：中脏腑—猝然晕倒，不省人事

中经络——突然口眼斜歪

《素问·风论》："风者，善行而数变。"

（4）风性主动

由于风属阳邪，善动而不静，故风邪所引起的疾病，往往出现四肢抽搐，手足震颤，摇头晃脑，头目眩晕等动摇性症状。

《素问·阴阳应象大论》："风胜则动。"

《素问·至真要大论》："诸暴强直，皆属于风。"

3. 常见的风证：不外乎外风和内风两大类。

（1）外风

风邪犯人有单独侵袭和兼邪合犯两种方式，尤其是后者多见。

①单独致病　风邪袭表——发热、恶风，汗出，脉浮缓——伤风

　　　　　　　风邪犯肺——上症存在，兼咳嗽，咽痒，鼻塞。

②兼邪合犯　风与寒并——发热轻，恶寒重，无汗，舌红淡，苔薄白，脉浮紧——风寒。

　　　　　　　风与热合——发热重，恶寒轻，舌红，苔黄，脉浮数——风热。

　　　　　　　风与湿合——发热下午重，汗出而热不解，恶风，头身困，四肢酸楚——风湿。

　　　　　　　风水证——风与气相击，气受邪郁，水气不行——发热，恶风，头面肿，一身悉肿，小便不利等症。

（2）内风

①何谓内风：内风即是风气内动，又叫肝风内动。因为风应肝，肝有藏血，主筋，开窍于目的功能，所以当肝脏的这些功能失调时，会出现一些肝不淫筋的抽搐、震颤和目失所养的天吊直视等类似外风的症状，故称之为内风。

②引起内风的原因：主要有阴虚生风和热极生风两点。

阴虚生风（虚证）：大失血—血枯液少

误治伤津—津液亏损，阴虚血少

劳伤心脾—津血亏乏

风阳上扰，精血不足，筋脉骨髓失养，其症见如下：

轻者：头晕目眩，肢麻震颤，半身不遂。

重者：猝然昏倒，不省人事，颈项强直，角弓反张，两目上视，惊厥抽搐，口眼歪斜等。

热极生风（实证）：热性病高烧持续不退—伤血耗阴，燔灼肝经，煽动内风—多见惊厥神昏等热盛动风的症状。

结语：

风属阳邪上外升，善行数变而主动。

常为外感病之首，兼邪合犯风最能。

阴虚热极风生内，症状表现有轻重。

"诸风掉眩皆属肝"，"诸暴强直皆属风。"

复习题

1. 风的特性和致病特点是什么？

2. 什么叫内风？引起内风的原因是哪些？

（二）寒

1. 概述：寒是冬天的主气，当天寒地冻之时，伤于寒者为多，故冬令多见寒病，但也见于其他时令。

寒有内寒与外寒的区别。

（1）外寒—是指外感寒邪；伤寒—寒邪伤于机表；中寒—寒邪直中脏腑，阳气不得宣通透泄所致。

（2）内寒—是因阳气虚弱，脏腑功能衰退，水液运行障碍，浊阴潴留而致。

（3）内外寒的关系：①阳虚内寒之人易感受外寒。

②外寒侵袭损伤阳气多导致内寒，二者相互影响。

2. 寒的特性与致病特点

（1）寒为阴邪易伤阳气

由于寒是冬季的主气，冬天阴气盛，故寒性属阴。寒邪发病，无论在表在里，皆易损伤人体阳气而出现表阳虚或里阳虚的症状。如：

①寒邪外来，伤及卫阳—则恶寒。

②寒邪中里，脾胃阳伤—则呕吐清水，脘腹冷痛，腹泻肠鸣。

③寒伤肾阳—则畏寒肢冷，腰脊冷痛，小便清长或水肿。

《素问·至真要大论》："诸病水液，澄澈清冷，皆属于寒。"

（2）寒性凝滞，潜藏，主痛

凝滞—凝结，阻滞不通

潜藏—是指寒邪伤人，侵入部位较深，能影响血脉之运行。

①人身气血的运行，之所以运行不息，通畅无阻，全赖阳气之贯注，若一旦因阳虚而阴寒偏盛，阳和之气的温煦推动力量减弱，容易遭受寒邪侵袭，导致经脉绻缩、绌急，气血运行不畅，凝结不通，不通则痛，如：

《素问·痹论》说："痛者，寒气多也，有寒故痛也。"

《素问·举痛论》："寒气入经而稽迟，泣（音涩）而不行，客于脉外则血少，客于脉中则气不通，故卒然而痛。"

②寒痛的类型：有急痛、缓痛、暂痛、久痛之分。

如：寒伤于胃的胃脘痛—属于急痛、暂痛

　　　寒伤于表的身痛—属于缓痛、痠痛

　　　寒伤于经脉的关节痛—属久痛

③判断疼痛属寒的根据

疼痛兼见阴盛阳虚之表现—畏寒肢冷，喜热饮

身痛且有明确的受寒原因—感受寒邪，过食寒凉

（3）寒性收引

收引：即收缩、牵引之义。

寒性收引是指寒邪伤人，容易使气机收敛、闭塞、牵引的意思而言。例如：

①寒伤肌表—毛孔收缩，卫阳闭塞—发热恶寒无汗

②寒客血脉—血脉收涩—脉紧，疼痛

③寒注筋肉关节—气血运行被阻—筋肉拘急，肢节屈伸不利，冷厥不仁。

如《素问·举痛论》："寒则气收。"

（4）寒与肾应

寒为水之气，肾为水之脏。寒属阴邪易伤阳，肾中阳气寒易伤，所以寒邪为病，引发肾脏病俱多。例如：

①感受寒湿之邪—腰痛，浮肿

②肾阳虚的病人—形寒肢冷

（5）寒易化热

寒邪久郁，容易入里化热，往往为热病之因。寒邪侵入，可以伤表，亦可以由表而传里。郁久不解，可出现一系列的热病症候。此即疾病的传变与病邪的转化现象。

寒束肌表，卫阳被遏，寒从阳化热——发热（表热）

寒邪由表入里，郁久不解（阳热气候或阳性体质）由寒化热—发热（里热）则为热病。如《素问·热论》："今夫热病者，皆伤寒之类也……人之伤于寒也，则为病热。"

3. 常见的寒证

（1）外寒证

①外感寒邪：寒邪束表，卫阳失宣——发热，恶寒，无汗

寒邪舍肺，肺失宣降——鼻塞，咳嗽，喘息

塞滞经脉，经脉拘急收引——头痛，身痛，肢节痛

②寒伤脾胃（受凉或过食寒凉）：脾胃阳伤，升降失常——呕吐，脘腹冷痛，肠鸣，泄泻。

（2）内寒证：上述已讲，内寒的产生，主要责之于阳气虚衰所致。但由于阳虚的脏腑部位不同，其临床表现有异。如：

①上焦：心阳不足——脉搏动无力，血行不畅——颜面青紫，心胸憋闷，甚至出现绞痛（冠心病）。

肺阳不足——肺缩张无力，主降不畅——少气自汗，咳喘，痰清如水等（支气管哮喘）。

②中焦：脾阳虚——运化无力，吸收欠佳，转输不能，阳不外达—腹胀便溏，四肢不温（慢性腹泻）。

胃阳虚——不能腐熟水谷——食少，脘腹疼痛，呕吐清水（慢性胃炎）。

③下焦：肾阳虚弱，气化无力——水肿（肾炎）。

命门大衰，肾失固摄—小便不禁，频数或清长，滑精。

生殖机能衰退—阳痿，宫寒不孕，带下清稀。

综上所述，阳虚内寒之证，皆与肾有关。因为肾中藏真阳，为一身阳气之本，故《素问·至真要大论》有"诸寒收引，皆属于肾"的说法。所以治疗寒病，当以"温"为原则，亦不过是有治外寒以温散为主，治内寒以温补为重的区别。

小结

寒为阴邪易伤阳，其性凝滞而潜藏。

第七章 病因与发病

107

寒主收引与肾应，郁久化热最常见。

外寒束表中脾胃，内寒建立在阳虚上。

症状表现虽不同，均宜补肾和温阳。

复习题

1. 寒的性质与致病特点是什么？

2. 内寒的形成原因如何？常见的内寒证包括哪些？

（三）暑

1. 概述

暑为夏天的主气，乃火热之气所化，是热邪的一种，暑病独见于夏令，具有严格的季节性。暑纯属于外邪，没有内暑之说。

《素问·五运行大论》说："其在天为热，在地为火……其性为暑。"

《素问·热病论》说："凡病伤寒而成温者，先夏至日为病温，后夏至日为病暑。"

丹波元简说："温病，暑病，皆是热病，以时异其名耳。"

2. 暑的特性与致病特点

（1）暑为阳邪，其性炎热。因为暑邪独见于夏令。夏季是盛夏酷暑，气候炎热之时，故暑邪发病势如燎原，出现一派热象。如高热，口渴，脉洪，汗多等症。

（2）暑性升散，易伤津耗气。暑为阳邪，阳性升发，感暑之后，最容易造成多汗，壮热而形成精气两伤。

精气两伤的原因有二：

①多汗——暑热内蒸，迫津外出——伤津耗气

②壮热——火热燔灼，身热炽盛——耗气伤津

暑天，人腠理疏松而汗出，是人体适应外界高温的正常生理现象。

譬如《灵枢·岁露论》说："寒则皮肤急而腠理闭，暑则皮肤缓而腠理开。"但是若开泄太过，汗出过多，则会伤津耗气。如症状：

①轻者——气短乏力，口干舌燥。

②重者——猝然昏倒，不省人事而造成危候。

《素问·举痛论》："炅则腠理开，荣卫通，汗大泄，故气泄。"

（3）暑湿证：暑湿相兼发病，多以寒热，吐泻为主证。

①以寒热为主证的证型：身热不扬——热被湿郁

寒热似疟——湿重则寒多热少

暑重则热多寒少

胸脘痞闷，食欲不振——湿热困脾，脾阳不振

②以吐泻为主的证型：常泻下如注，或大便稀溏，腹不痛或微痛，小便黄赤，或涩痛。

3. 暑温证与湿温证的区别点

暑兼湿热，热重于湿者——为暑温

暑兼湿热，湿重于热者——为湿温

小结

暑为阳邪性最烈，伤津耗气最厉害。

主升主散多夹湿，多见寒热与吐泻。

伤暑轻而中暑重，暑湿二温有区别。

热重于湿名暑温，湿温为湿重于热。

复习题

1. 暑的特性与致病特点是什么？

2. 伤暑与中暑，湿温与暑温如何区别？

（四）湿

1. 概述

湿为长夏的主气，长夏为阳热下降，水气上腾，雨水较多，潮湿充斥之时，为一年之中气候最潮湿的季节，所以湿邪致病多在夏秋之际。湿虽盛于长夏，但一年四季均有，总而言之，气候潮湿，环境潮湿，脾失健运等皆易使人发生湿病。邪湿犯病，有外湿，内湿之分。

外湿如：①长期阴雨

②外伤雾露

③涉水淋雨

④居处卑湿

⑤水中作业等外在湿邪侵袭人体。

内湿：是脾失健运，水湿停表所形成的病理变化。不论外湿内湿在发病过程中，常常互相影响。伤于外湿，湿邪困脾，健运失职，容易而形成湿浊内生，脾阳虚损，水湿不化，从而导致外湿的侵袭。

2. 湿的特性与致病特点

（1）湿性重浊趋下，多袭人的阴位。

①所谓"重"：即沉重或重着的意思。湿和水同类，湿是弥漫存在的水，其性"重"。因此，感受湿邪有头身困重，四肢酸沉的特征。这与湿性重着，阻碍清阳，清阳不升有直接关系。例如：

湿邪留滞经络关节的湿痹——有肢体关节疼痛重着，麻木不仁的症状——湿阻阳气，阳气不布的原因。

痰湿中阻之眩晕有头身如裹得症状——湿阻清阳，清阳不升，浊阴不降的结果。

《素问·生气通天论》："因于湿，首如裹。"

②所谓"浊"：即是指分泌物，排泄物秽浊不清，有腐败污秽之气味而言。

如在湿邪为患的过程中，多见面垢眵多，小便浑浊，大便溏秽，痢下脓垢，带下稠粘，以及流水的疱疮和溃破流脓久不收口的疮疡等，均属于湿浊特性的病变。

所以对这类证候的治疗，必须采取醒脾，理气，芳化，利尿等治则。

如《素问·奇病论》："治之以兰，除陈气也。"

③所谓趋下：即是趋于向下的意思。因湿类于水性，易于沉降下注，故湿邪为病，常见机体下部的症状明显。

如湿邪引起的水肿——以下肢肿甚为多见，虽有面目水肿者，则多兼有风邪。

故《素问·太阴阳明论》："伤于湿者，下先受之。"

④所谓阴位：是指人体的下部和外阴部位而言。湿属阴，机体上部属阳，下部属阴，以阴从阴，同气相求，故湿邪为患，下焦阴部先受。如淋浊，带下，足肿，阴痒等下部诸病，往往与湿有关。

故古人说："风邪从阳而亲上，湿邪从阴而亲下。"

（2）湿性黏滞

湿性粘滞，意思是湿邪发病，病位固定，发病缓慢，病程较长，反复发作，难以速愈。

黏：黏腻，在发病过程中其分泌物，排泄物稠粘而不清晰。

滞：滞塞，不爽利。

1）从症状上观察湿的黏滞性：①湿郁肠胃——大便后重不爽
　　　　　　　　　　　　　　　②湿化痰饮——痰液稠粘难咯
　　　　　　　　　　　　　　　③湿滞膀胱——小便淋沥不快
　　　　　　　　　　　　　　　④湿留关节——重着麻木不仁

2）从病程上观察湿的黏滞性：①湿痹久治不愈
　　　　　　　　　　　　　　　②湿温缠绵难愈
　　　　　　　　　　　　　　　③湿疹反复发作

明知是湿邪为患，祛之多不如愿，所以治病唯有除湿难。

（3）湿为阴邪，易损伤阳气，阻遏气机。

因湿属于阴邪，阴盛必伤阳，阳伤气不畅，所以湿邪为病多出现阳气不足，气机被阻的症状，尤以脾更为常见。

如水湿困脾：症见胸闷不舒，脘腹胀满，水肿，泄泻等，就是水湿损伤脾阳，影响运化，气机不利，水湿停聚的缘故。

故《素问·宣明五气篇》："脾恶湿"。

《素问·六元正纪大论》："湿盛则濡泄，甚则水闭胕肿。"

若阳伤过甚时，可出现四肢不温，喜暖恶凉。所以治湿不仅需要理气，健脾，利小便，而且也要与温阳同用，这样效果更好。

因此，后人有"治湿不理气非其治也"，"治湿不健脾非其治也"，"治湿不利小便，非其治也"的原则。

3. 常见的湿病

（1）外湿证

①湿伤肌表（表湿、风湿）：发热午后重，汗出而热不退，恶风，头身痠重，四肢酸楚。

②湿留关节（湿痹，着痹）：关节沉重，麻木重着，痛有定处，转侧不利。

《素问·痹论》："湿气胜者为着痹。"

《金匮要略》："肾着之病，其人身体重，腰中冷，如坐水中，腹重如带五千钱。"

（2）内湿证：多因脾失健运而引起。

①湿在上焦：头如裹，胸膈痞闷。

②湿留中焦：脘腹痞满，恶心，呕吐，口粘或甜。

③湿注下焦：足肿，阴痒，小便淋浊，赤白带下。

小结

湿属阴邪主长夏，其性重浊而趋下，

发病缓慢病难愈，原因在于性黏腻，

阻碍气机遏脾阳，满闷恶呕恶寒凉，

治湿健脾利小便，芳化理气兼温阳。

复习题

1. 湿邪发病除与季节有关外，还有哪些因素可以使人发生湿病？

2. 湿的特性与致病特点是什么？

3. 内湿证是怎样引起的？根据湿停的上中下焦不同，症状各有什么表现？

（五）燥

1. 概述

燥应秋，是秋天的主气，秋天干燥少雨，空气中缺乏水分，因而出现劲急干燥的气候，有"秋燥"之称。故燥邪性干不润，人若感之者，症状多见缺乏水分濡润的表现。

《素问·至真要大论》："清气不来，燥之胜也。"

燥有外燥，内燥之分。

外燥：①深秋凉有近冬之寒气，感之者曰凉燥。

②初秋有夏火之余气，感之者曰温燥。

内燥：多指热性病后期，阴血精液内亏所表现的症状而言。

2. 燥邪的特性与致病特点

（1）燥性干涩，易伤津液。

燥者，不润也，是湿的反面，也是水分枯竭的象征。所以，人伤于燥，机体多出现以津液亏耗为主的一派燥象。如口舌鼻干，咽干口渴，皮肤皱褶，毛发干枯，大便秘结，小便短少等。

《素问·阴阳应象大论》："燥胜则干。"

刘完素在《素问·玄机原病式》中也说："诸涩枯涸，干劲皲揭，皆属于燥。"

（2）燥易伤肺

燥易损肺与大肠之阴，燥性则干易伤津，肺主清肃而喜润。肺主呼吸，开窍于鼻，燥邪伤人，多从口鼻而入，所以燥邪侵入，最宜损伤肺所属组织的津液而出现一派燥象的症状，如：

①燥伤肺脏津液——则干咳无痰或痰中带血。

②燥伤大肠津液——则大便干燥或大便秘结。

③燥伤皮肤津液——则皮肤皲裂或枯涩落屑。

3. 常见的燥证

（1）外燥证：①温燥：亦称燥热，燥而偏热，与风温相似。

②凉燥：亦称风燥，燥而偏寒，与风寒相类。

症状区别：共同点：都有发热恶寒，头痛，无汗，口燥鼻干，皮肤干燥等燥象症状等。

不同点：恶寒轻者为温燥，恶寒重者为凉燥。

俞根初说："秋燥初凉，西风肃杀，感之者多病风燥，此属燥凉，较严冬风寒为轻；若久晴无雨，秋阳以曝，感之者多病温燥，此属燥热，较暮春风温为重。"

（2）内燥证：形成内燥的原因很多，概括说来有以下几方面。

①外感病高热——热耗津液

②久病精血内夺——血虚津少

③误用汗吐下——津液大伤

④营养缺乏——水分不足

⑤瘀血内阻——津液环流障碍

这些因素均能造成"津亏""血燥"，症见：口燥咽干，皮肤粗糙，毛发不荣，肌肤消瘦，小便短少，大便秘结等。

由于燥邪致病，重在津伤，故治燥宜用甘寒之品，以滋润为主，即"燥者濡之"的原则。

总之，燥——性干——易伤津——见燥象——需濡润

小结

燥气应秋其性干，伤津耗液与湿反，

最易损肺大肠阴，一派燥象为特点，

外燥又分温与凉，内燥热病后期见，

"燥者濡之"为治则，选药必须用甘寒。

复习题

1. 燥的特点是什么？人伤于燥的临床表现是什么？

2. 内燥是怎样形成的？燥为什么会伤肺与大肠之阴？

附：关于燥性的争论

燥的性质属阴和属阳，有两种分歧意见。

1. 认为燥属热

刘完素："金燥虽属秋阴，而其性异于寒湿。而反同于风热火也。"

喻嘉言："燥金虽为秋令，虽属阴经，然异于寒湿，同于火热。"

2. 认为燥属寒

沈目南在《性理大全》上说："燥属次塞。"

后人大多认为，春夏属阳，秋冬属阴，阳主热，阴主寒，燥为秋天的主气，秋气凉爽，而仅次于寒也，故应属寒。

3. 认为燥有温有凉

俞根初在《通解伤寒论》和吴鞠通在《温病条辨》中都有"燥有温燥，凉燥"的记载。燥而偏热为温燥，燥而偏寒为凉燥。

4. 我的看法

（1）从唯物辩证法分析：每年虽然春温、夏热、秋凉、冬寒，但气候变化，并不恒定，有偏热偏寒之异。如有一夏无雨或一冬无雪之年，加之地理环境，生活条件，个体阴阳寒热有别，所以，感受燥邪就有偏热偏寒之现象，应有温燥和凉燥的区别。只有因人、因时、因气候制宜，方符合客观实际，也符合唯物辩证法。

（2）从临床实际出发：不论温燥和凉燥，都谈不上属阴属寒。

①例如：不论外感热病或内生热病，都可以伤津滞燥，这说明是"热能致燥，燥性温热。"

②从燥病治疗上看：凉燥，治以辛温甘润；温燥，治以辛凉甘润；内燥，治以甘寒滋润。总之，治燥均需寒润为则，方能获得满意效果，这也充分说明了燥性则

干和温热致燥的原理。

③所谓"燥",就有干、热、火的含义。

（六）火（热）

1. 概述

火旺于夏季，为温热之气所化。温之甚为热，热之极为火。火为热之甚，热乃温之渐。热是无形之气，火是有形之象。温、热、火三者异名而同类，仅程度上的差别而已，故火、温、热可以混称。

（1）火与热的区别

从病气而言：①热多属于外淫（如风热，暑热，湿热）。

②火多化生于内（如心火上炎，肝火亢盛，肝火横逆）。

从正气而言：①火是人体正气之一，有时可代表肾阳（命门火），是正常之火，为生理之火，在脏腑之内，有温煦，生化作用，内经称为"少火。"若阳热太过成为亢烈之火而为病者，为病理之火，内经称为"壮火。"

②热没有属于正气的说法。如《素问·阴阳应象大论》："壮火食气，少火生气。"

（2）温与热的区别：温与热同性，亦属外感热病的一类致病因素，由于温近于热，所以二者常常并称。温与热区别有以下三种说法：

①有人以邪轻的为温，邪重的为热。

②有人以逐渐转化的为温，急速侵袭的为热。

③有人以发于冬春的为温，发于夏季的为热。

实际上，根据中医温热病的辨证施治情况看来，温与热差别不大。

（3）火热病的产生原因

①温热生火：感受温热之邪，热极而生火——属于外感

由脏腑阴阳失调而生火——属于内生

《素问·阴阳应象大论》："热生火。"

《素问·调经论》："阴虚生内热，阳胜生外热。"

②五气化火：风、寒、暑、湿、燥，郁久而化火；（风、寒、燥从阳化热，热极生火。湿与热郁结，湿郁化热，有时可生痰火。）

③五志化火：喜怒思忧恐等精神刺激太过，在一定的条件下，亦可以化火。

总之，火虽属六淫，其实多在体内化生。

2. 火热邪气的特性与致病特点：

（1）火热为阳邪，其性炎上：火热属阳，阳性热，热主躁动而升腾，故火热伤人除见火毒焚焰的火热症状外，还多见到上炎的表现。

①炎上象：心火上炎——口舌糜烂（泻心汤）

肝火上炎——目赤涩疼（龙胆泻肝汤）

胃火上炎——牙龈肿痛（清胃散）

②火热论：轻者——高热，烦渴，恶热，汗出，脉洪数有力。

重者——心烦，失眠，狂躁妄动，神昏谵语。

总之，因六淫而引起的火证，头部火者俱多。所以对火性炎上的实证治疗，尽管方药不同，其总的原则是泻火，不能"扬汤止沸。"

（2）火易耗气伤津

火热之邪炽盛，最容易灼伤津液，造成阴津损伤。火邪致病除出现热象外，往往见到口干舌燥，大便秘结，小便短赤，口喜冷饮等津伤液耗症状。

但火与燥可以互相转化：燥——燥之甚——温——温之甚——热——热之极——火——火盛则伤津化燥。

（3）易生风动血

①生风：火热属于阳邪，容易耗劫阴液，燔灼肝经，筋脉失养，而导致肝风内动，故有"热极生风"之说。

火热引起症状：伤阴——壮热，烦渴。

动风——阴伤血不足，筋脉失养——角弓反张，四肢抽搐，目睛上视，颈项强直。

扰心——火与心相应，心主血脉而藏神，故心神不宁，烦躁不安，神志昏迷，谵妄发狂等。

如《素问·至真要大论》："诸热瞀瘛，皆属于火"。

张景岳解："热邪伤神则瞀，亢阳伤血则瘛。"

②动血：火性急迫，能迫使血流加速，致使血不循经而妄行，出现吐血，衄血，尿血，便血，皮肤发斑，月经过多，崩漏等各种出血症。

动血机理：火邪动血，实则先动气，因气为血帅，血随气行；气者阳也，火亦阳也，同气相求，火动气亦动，气动则血动，故有火动血的说法。

《血证论》："气迫则血走。""血之所以不安者，皆由气之不安故也，宁气即是宁血。"

（4）火易致肿疡

火热入于血分，而聚于局部可以腐蚀血肉而发为痈肿疮疡。

例如，临床外科所见到的红肿热痛证，就称为火毒、热毒等。

又如《灵枢·痈疽篇》："大热不止，热胜则肉腐，肉腐则为脓。……故命曰痈。"

《素问·至真要大论》："诸痛痒疮，皆属于心。"此处的"心"是指心经火热而言。

3. 常见的火热证

（1）外感

外感的温热证，因失治或误治，进而化火。

温热病：①初起症状——发热恶寒，头痛，咽痛，口干舌燥。

②继而化热——但热不寒，大渴引饮，怕热喜冷。

③化火生风——心烦不寐，神昏谵语，四肢抽搐等化火生风的症状。

（2）内伤：内生火热是脏腑阴阳偏盛偏衰的现象，分虚火、实火。

虚火：①病势：起病慢，病程长。

②病机：阴虚火旺（肺肾心肝）。

③症状：两颧潮红，五心烦热，骨蒸劳热，盗汗，舌红少苔或质红无苔，脉细数。

实火：①病势：起病急，病程短。

②病机：阳气亢盛（心肝肺胃）。

③症状：目赤口苦，咽喉干痛，齿龈肿痛，喜冷饮，小便短赤，大便干结，舌红苔黄，脉数实有力等。

小结

温热至极为火邪，五气化火较多些。

其性炎上消灼津，伤阴动风又动血。

症状表现很特殊，虚证实证一团热。

虚火滋阴取其降，实证泻火是治则。

复习题

1. 火病是怎样产生的？它与湿热如何区别？

2. 火热邪气的性质与致病特点是什么？

3. 虚火、实火如何区别？

4. 火动血的机理是什么？

四、疫疠

（一）含义

疫疠又称疠气，戾气，毒气，瘟疫，异气。是一类强烈的具有传染性的致病邪气。

它是由于寒暖无常，疾风淫雨，久旱久涝，酷热炎日等特殊的气候变化以及山岚瘴气，污秽湿浊，肮脏腐败之物熏蒸所产生的。其发病与传播往往与气候的严重反常和卫生条件较差的情况有密切关系。正由于它伤人毒烈，传染速暴，故得名为疫疠。

《诸病源候论》："人感乖戾之气而生病，则病气转相染易，乃至灭门。"

（二）范围：

如大头瘟、虾蟆瘟，疫痢，白喉，霍乱，烂喉痧等。现代医学所说的"流脑""乙脑"等也属于该病的范畴。

（三）病因

1. 自然气候的特殊变化（旱涝不均，酷热瘴气等）

2. 环境卫生和饮食卫生极度不良；

3. 对疫疠病人隔离防治不严；

4. 社会制度的影响。

（四）特点

1. 发病急，病情重。

2. 具有强烈的传染性。

3. 口鼻是该病的主要传染途径。

4. 不论男女老少，症状表现相似。如均见到心烦，谵妄，神昏如痴如醉，面垢如烟熏，苔腻如积粉，脉沉迟或伏，有时苔黄燥有裂纹。

《素问·刺法论》："五疫之至，皆相染易，无问大小，病状相似。"

五、七情

（一）概述

1. 何谓七情?

七情即是喜、怒、忧、思、悲、恐、惊七种情志。是人体在正常情况下，随着外界环境各种不同条件的刺激而产生的七种情绪反应。

2. 七情为什么会致病?

正常情况下，人之七情随着不同事物和不同环境的影响，时刻在一定的限度内有节制地变化着，属于正常的精神活动，无碍健康。但是若果因喜、怒、忧、思太过，或者精神突然遭受过重的刺激或维持时间过长，就会造成情志的过度兴奋或抑制，超过了精神的正常调节限度，就能够引起人体阴阳失调，气血逆乱，经络阻塞，脏腑功能失常而发病，所以，七情是内伤病的主要因素之一，故有"内伤七情"之说。

（二）情志与内脏的关系及其治病特点

1. 五脏精气是七情的物质基础

七情是人类精神活动的七种不同反应，而精神情志的变化是五脏精气发挥功能活动的不同结果。所以，五脏之精气是七情的物质基础。

如《素问·阴阳应象大论》说："人有五脏化五气，以生喜怒悲忧恐。"

张景岳："五气者，五脏之气也，由五气以生五志。"

《素问·阴阳应象大论》又说："肝……在志为怒。""心……在志为喜。""脾……在志为思""肺……在志为忧""肾……在志为恐。"

例如：①心经有热，扰乱心神——喜笑不休。

②肝气郁结——急躁易怒，胁肋胀痛。

③肾精不足——容易惊恐，或者议而不决。

2. 情志可导致五脏气机逆乱

上边已经详述内脏的功能活动，是气机作用的一部分；七情的物质基础关联至五脏之精气，所以，情志的异常变化主要是影响内脏的气机，使气机升降失常，气血功能紊乱。如怒可引起机体之肝气上逆，悲可能使气机消散，忧思可导致气郁气结，惊恐能使气陷于下，喜可致使气缓乏力等。

故《素问·举痛论》说："百病生于气也，怒则气上，喜则气缓，悲则气消，恐则气下，惊则气乱……思则气结。"

《素问·阴阳应象大论》："怒伤肝，喜伤心，思伤脾，忧伤肺，恐伤肾。"

但是情志异常影响内脏，首先犯心，然后分别影响其他脏器，出现种种的功能失调，而产生一系列的证候表现。

如《灵枢·口问》："心者，五脏六腑之主也，……故悲哀忧愁则心动，心动则五脏六腑皆摇。"

3. 内脏病变亦可引起情志的异常

正由于上述所谈之关系，精神刺激可引起脏腑功能失调，反而脏腑功能失常亦可以表现出不同的情志改变。例如：

①肝阳偏盛—往往急躁易怒。

②心血不足—可见心神错乱，烦躁欲哭。

③肝气虚衰—出现胆怯易恐。

④肾精不足—可出现如痴如呆。

故《素问·调经论》说："血有余则怒，不足则恐。"

《灵枢·本神》说："肝气虚则恐，实则怒。"

《素问·调经论》："神有余则笑不休，神不足则悲。"

（三）常见的情志病证

不同的异常情志变化可影响不同的脏器产生不同的病理和症状。

1. 暴喜暴乐过度伤心，气缓

喜本来是心情愉快的表现，喜则意和气畅，营卫舒畅，但是，若果喜乐过度，能使气血涣散，不能濡养心神—证见喜笑不休，惊悸失眠，心神恍惚，狂躁不安，打人骂人等精神错乱症状。

2. 大怒不止伤肝，气上

人一旦遇到不合理的事情或因事不遂心，事与愿违，往往会气愤不平，轻者不会得病，若大怒不止，造成肝气郁结，气血逆乱时—会出现精神抑郁，烦躁易怒。胁肋胀痛，善太息，咽中如梗塞状，若血随气上冲，又可见到面赤，吐血，呕血甚至猝然昏倒，妇女可见乳房结块，少腹胀痛，月经不调等症。

如《素问·生气通天论》："大怒则形气绝，而血菀于上，使人薄厥。"

3. 悲哀太过伤肺，气消

悲是由哀伤，烦恼，苦痛而产生的，在致病方面有悲伤损害内脏的，也有内脏发生悲伤的，总之悲哀太过，会造肺气抑郁，耗气伤阴—症见形瘦气乏，颜面㿠白。

（1）悲损内脏的，如《素问·举痛论》说："悲则心系急，肺布叶举，而上焦不通，营卫不散，热气在中，故气消矣。"

（2）内脏病变致悲的，如《灵枢·本神》说："心气虚则悲"（癔病的症状好哭）。

4. 忧思过甚伤脾，气郁气结

忧是情志沉郁状态。思是集中精神。但是如果忧思过甚或者维持时间过长，会造成脾气郁结，运化无力，可出现食欲不振，呕吐恶心，嗳气，脘腹胀满，大便不调，妇女经闭或崩漏。

《灵枢·本神》："忧愁者，气闭塞而不行。"

《类经》："忧本肺之志，而亦伤脾，母子气通也。"

5. 惊恐伤肾，气乱气下

惊，是猝然遇到非常事变，而致精神上突然紧张的表现，如偶遇险恶，突临危难，目击异物，耳闻巨响等。恐，是惧怕的意思，是精神极度紧张的表现，多由外界事物的刺激，但不论惊或恐，其甚者均能伤肾，使肾气不固—出现二便频数或失禁。

严格说来，惊与恐不同。如《儒门事亲》上说："惊者，为自不知，恐者，自知也。"

总之，情志的异常，对内脏气机升降形式和气血功能活动，均有不同程度的影响，所以见到的症状有轻有重，尤其是对五脏的影响更为明显。故《疏五过论》说："离绝菀结，忧恐喜怒，五脏空虚，血气离守。"但根据临床体会，主要影响心、肝、脾三脏比较多见。

复习题

1. 何谓七情？七情为什么会致病？
2. 情志失常影响心、肝、脾的症状表现是什么？
3. 情志导致脏腑气机逆乱的表现是什么？
4. 五志对五脏有什么影响？

六、饮食劳逸

（一）饮食

饮食是人体赖以摄取营养维持生命活动的必须物质，但饮食不节（过多、过少、过寒、过热），或不洁，均可导致疾病的发生，即所谓"病从口入。"

因饮食致病，主要有以下几种情况：

1. 饥饱失常

饮食既不能过度，亦不能不足，并且在摄取食物的过程中，亦不能暴饮暴食，否则均能损伤脾胃的腐熟和运化功能。饮食不足，以导致气血化源缺乏，久之气血逐渐衰少而成虚证，影响身体健康。《灵枢·五味》："谷不入半日则气衰，一日则其少矣。"

若饮食过饱，超过胃纳容量和消化能力时，就会出现消化不良，脘腹胀满，嗳腐吞酸等症，正如《素问·痹论》说："饮食自倍，肠胃乃伤。"

2. 过食寒凉

饮食过凉或过热，均可损伤脾胃，而发生病变。过凉能损伤脾胃之阳，则寒从中生，往往发生腹痛，吐泻；过热能助阳生火，则中焦热盛，可出现消谷善饥，牙龈肿痛，口臭便秘。

《灵枢·师传》有"饮食者，热无灼灼，寒无沧沧"之告诫。

3. 饮食偏嗜

调节饮食，是营养机体，保证身体健康的必要条件，但决不能过于偏嗜，否则会造成阴阳的偏盛偏衰和部分营养物质缺乏，从而发生疾病。

譬如过食肥甘厚味或嗜凉无度，或偏食辛辣热性食物，每能蕴结于脾，久而生湿、生痰，化热化火，产生痰热、湿热之证，可出现消化不良，胸闷痰多，或痔疮，痈疡甚至眩晕、昏厥等证。

《素问·生气通天论》："膏粱之变，足生大疔。"

这都是说明五味偏嗜，日久就会引起疾病，甚至影响生命。

4. 饮食不洁或误食毒物

若食了不清洁的食物，可引起肠道疾病，或者肠道寄生虫病。症见腹痛，痢疾，嗜食异物，面黄肌瘦，肛门瘙痒，四肢厥冷，吐蛔的蛔厥证。若误食毒物，除出现吐泻，腹痛之症外，重者可以造成昏迷的严重病变。

（二）劳逸

劳动是改造自然和生活的需要，在我们社会主义制度的大家庭里，积极参加集体生产劳动，既能改造客观世界，创造物质财富，又能改造主观世界，充分发挥自己的主观能动性。同时劳动也是有助于气血通畅，增强体质，预防疾病的积极因素。

华佗说："劳动可以健身。"

但是既不能过度，也不能过逸，否则也会产生疾病。

1. 过度疲劳：劳倦可以伤脾、耗气，是引起气虚的一个重要因素，症见乏力，懒言，四肢困倦，动则气喘。食欲减退，低热，自汗，心悸不安等症。

《素问·举痛》说："劳则气耗。"

2. 过度安逸：若贪图安逸，长期不参加劳动和体育锻炼，亦可以造成气血运行迟缓，脾胃功能呆滞而食欲不振，乏力，肢体软弱，精神萎靡，易受外感或心悸，失眠等症。

3. 房事过度：房事不节，房劳过度则损精，精耗过久则损肾，肾损则出现腰膝酸软，眩晕耳鸣，精神萎靡，男子遗精，滑泄，阳痿，女子月经不调，带下等症。

《灵枢·邪气脏腑病形》："若入房过度，则伤肾。"

总之，过劳过逸均能伤害身体。《素问·宣明五气论》："五劳所伤：久视伤血，久卧伤气，久坐伤肉，久立伤骨，久行伤筋。"

七伤

（1）七种劳伤的原因。《诸病源候论·虚劳候》："一曰大饱伤脾……二曰大怒气逆伤肝……三曰强力举重，久坐湿地伤肾……四曰形寒，寒饮伤肺……五曰忧愁思虑伤心……六曰风雨寒暑伤形……七曰大恐惧不节伤志。"

（2）肾气亏损的七个症状。《诸病源候论·虚劳候》："七伤者：一曰阴寒；二曰阴痿；三曰里急；四曰精连连（精易滑出）；五曰精少，阴下湿；六曰精清（精液清冷，精洫稀薄）；七曰小便苦数，临事不举（小便频数，淋沥不清或在中断）"。

七、外伤及虫兽所伤（自学）

八、痰饮、瘀血

概述：痰饮和瘀血，本是病理变化的产物，但这种产物停于体内，直接或间接地作用于某些脏腑组织，而引起新的病理变化，出现新的病变过程，故将它们作为一种独特的致病因素单列出来，也称为致病因素之一，或者叫作"第二病因。"

病因（第一病因）—病理变化为痰饮或瘀血（第二病因），产生新的病变—证候

（一）痰饮

1. 何谓痰饮：痰和饮都是由水液代谢的局部障碍而引起的两种不同的病理产物，分有形与无形两大类。

例如：①有形的痰饮——视之可见，触之可及，听之有声。

②无形的痰饮——仅出现痰饮症状，如头晕目眩，恶心呕吐，心悸气短，昏不识人，或者癫、狂、痫等，但用治痰饮方法治疗可以获得较好的疗效。

2. 痰与饮的区别及广义、狭义的区分

区别：①饮——清晰，乃积水而成，水得阴气凝聚则为饮。

②痰——稠浊，乃饮聚而成，饮得阳气煎熬则成痰。

虽有"痰热"而"饮寒"的说法，但亦有寒痰，热饮等，故不可一概而论，痰和饮各有广义和狭义之分：

痰：①广义：包括咳吐之痰，以及留在体内的各种痰证。

②狭义：单指吐出之痰涎。

饮：①广义：包括痰饮，支饮，溢饮，悬饮。

②狭义：单指痰饮。

3. 痰饮的形成：体液代谢失常，水湿停聚。

首先温习一下正常水液的代谢过程：水液经脾的运化，化生津液，濡润机体。其代谢产物，经三焦气化，通过肺的宣发、主皮毛功能化为汗液，排出体外；通过肺的肃降、肾司二便和肾阳的蒸腾气化功能化为尿液，从小便中排出。

总之，痰饮是由于某种原因破坏了肺、脾、肾、三焦参与水液代谢的功能，致使津液不能正常运行和排泄，导致体液代谢失常，水湿凝聚而成。

故有"脾为生痰之源，肺为储痰之器"的说法。

4. 证候特点

痰饮致病相当广泛，虽有"生于脾而储于肺"的说法，但可以流窜至全身各处而发病，如《杂病源流犀烛》说痰："其为物，流动不测，故其为害，上至巅顶，下至涌泉，随气升降，周身内外皆到，五脏六腑俱有，来去无端，聚散靡定，失动则生，气滞则盛，风鼓则涌，变怪百端，故痰为诸病之源，怪病皆有痰成也。"

根据病发部位不同，症状表现也不一样，如：

痰：①在肺——可见咳嗽，咯痰。

②化火扰心——可见心悸，神昏，癫狂。

③在胃——可见恶心，呕吐。

④上逆头部——可见眩晕，昏冒。

⑤流注胸胁——胸满，咳喘，咳引胁背痛。

⑥在腰部，四肢——麻木，疼痛。

⑦在经络，筋骨，关节——半身不遂，关节疼痛，痰核，瘰疬。

⑧闭阻咽喉——咽中如梗塞状的梅核气。

⑨留募原——常可诱发痛疾。

饮：①在膈上——咳嗽气逆，不能平卧——支饮（肺心病，肺水肿）。

②在胁下——咳嗽，胸胁疼痛—悬饮（渗出性胸膜炎、胸腔积液）。

③在胃肠——腹满乏力，呕吐清水，肠中辘辘有水声——痰饮（幽门梗阻引起的胃胀痛）。

④在体表皮下组织——身疼沉重，肢体浮肿酸楚——溢饮（心源性水肿，肾性水肿）。

总之，痰饮引起的临床特点是：咳吐多量的痰涎，喉中痰多，恶心呕吐，头晕心悸，苔腻，脉弦滑的。

4. 常见的痰证

（1）风痰：既有动风的症状，又有痰证的表现，称为风痰，如：

中风—症见眩晕头痛，突然跌倒，喉中痰鸣，口眼歪斜，舌强不语，四肢麻木，偏瘫等（眩晕，高血压偏瘫）。

癫痫—猝然昏倒，口吐涎沫，昏迷抽搐等。

（2）热痰：症见心热面赤，烦躁不眠，大便秘结，喉痹，癫狂等。

（3）寒痰：骨痹刺痛，疼痛不移，四肢麻木，咳嗽吐痰，厥冷，脉沉迟。骨痹（寒伤于骨脉）：冬天得的痹证，是五痹之一，证见骨疼，身重，麻痹，四肢沉重（五痹：脉痹、筋痹、肌痹、皮痹、骨痹）。

（4）湿痰：症见四肢沉重，酸软无力，全身倦怠，困乏似弱等。

（5）痰核、瘰疬：症见皮下有块，不硬不痛，不红不肿，多不溃破，一旦破溃，不易收口。

（6）梅核气：咽喉似梅核梗塞，略之不出，吞咽不下。

5. 常见的饮证，从略（以后金匮还要讲）。

总之，痰饮为病，相当广泛，见证繁杂，随其发病部位和寒热虚实之异，症状表现多端，必须详细辨证。譬如量少，色黄稠粘等偏热；量多，色白，清稀者偏寒。但是本证虽有寒热之区别，其实痰饮一证，多为积水成饮，饮凝成痰，阴寒之邪所致，故治疗上有"病痰饮者，当以温药和之"的说法。

（二）瘀血

瘀血和痰饮一样，既是病理产物，又是发病原因。

1. 含义：瘀血又称蓄血或恶血（败血）。瘀积在经脉或血管内的血液称蓄血，溢于经脉外，积存于组织间隙的坏死血液称恶血。

总之，凡是全身血液运行不畅，或局部血液停滞，或体内所存留离经之血而不能自行消散者都属于瘀血的范围。

2. 形成：瘀血的形成原因很多，如：

（1）血流迟慢

①气虚无力难运（气虚不能帅血）

②气机滞涩郁结（气滞血瘀）

③外邪壅塞经脉（湿、寒、痰）

（2）血脉损伤

①跌扑金刃

②负重怒伤

③其他疾病引起（肝硬化、消化系溃疡）

（3）外力或肿物压迫：经脉痹阻，血流滞塞不通而成瘀。

（4）产后恶露不下，而造成瘀血留滞。如儿枕痛（产后腹痛）。

3. 症状：瘀血证候，常随其所瘀阻的部位不同而产生不同的病证，如：

血瘀：①在心——胸闷，心前区绞痛，口唇青紫等。

②在肺——咳吐咖啡色血液或痰中带紫血块。

③在胃肠——呕吐紫黑色血液或泻下柏油样大便（胃及十二指肠溃疡）。

④在子宫——恶露不下，经闭，经行腹痛，崩漏或月经色紫成块状（如子宫扩张引起的）。

⑤在腹内——瘀块，腹痛，腹胀如鼓。

⑥在皮肉间——皮肤青紫，皮下血肿。

另外，不仅气滞能形成血瘀，亦有瘀血造成气滞的情况，如：

瘀血导致的气滞：轻者——机体某一部位的气血不通

重者——血瘀局部，局部失去气血的供养而坏死（脱疽，亦叫十指零落）

瘀血留滞不行：影响新血不能归经，而造成新的出血症（崩漏下血）。

4. 症状特点：瘀血证候表现虽然繁多，但其症状特点概括起来不外乎以下三点：

（1）疼痛

特点：固定不移，呈刺痛，疼痛拒按而持久

机制：瘀血阻塞经脉，血行不通畅，不通则痛

（2）肿块

①特点：外伤——伤处有紫色血肿

          内患——可在患处触到坚硬的肿块

②性质——摸之有形，聚而不散。

③机制——瘀血阻经，气血不通，聚积成块。

（3）出血

①特点——紫暗色呈块状

②常见症状——月经不调，产后出血。

③全身症状特点：面色黧黑，肌肤甲错，唇甲青紫，舌质暗或有瘀点，脉细涩。

若瘀血攻心还可见谵妄、发斑等精神症状。

总之，瘀血发病，局部症状为多，全身症状少见。

复习题

（1）痰和饮如何区别？根据停留部位不同临床表现如何？

（2）瘀血的含义和形成原因是什么？症状特点有哪些？

第八章 病 机

今天所说的病机，仅仅是纲要，至于具体的气血津液、经络、脏腑、六经、卫气营血以及三焦等病理不再一一阐述，下面的内容以自学为主。

概 述

1. 何谓病机？病机又叫病理，是疾病发生发展与变化的道理，亦就是致病因素作用于机体以后，所引起的病理变化的制造机理。

2. 病理变化的纲要：发病原因虽然很多，病理变化固多复杂，但在病变过程，毕竟有一定纲领可求，如：

（1）从病变部位而言：有表里、上下之分；

（2）从病变性质来讲：有寒热、虚实之别；

（3）从病变情况来说：有六淫互化、七情所伤之变（化风化火等）。

3. 疾病发生的总机制：虽然疾病的名目繁多，发病机制冗杂，但概而言之，不外乎以下几方面：

（1）有属于脏腑功能的太过、不及和彼此协调关系的破坏。例如：太过——肝火旺盛；不及——心脾两虚；失调——心肾不交。

（2）有属于经络气血的有余、不足和运行升降的失常。例如：有余——气滞血瘀；不足——中气不足；升降失常——胃气上逆，脾气下陷。

（3）有属于卫外抗病功能的减弱和紊乱。卫外减弱——卫外不固；卫外紊乱——营卫失常。

4. 疾病错综复杂的原因：本来每一种疾病都应该有一定的症状反映和发病特点，但由于下列原因，而造成了疾病的发展变化千头万绪、盘根错节。如：

（1）致病因素不同。

（2）体质强弱不一。

（3）生活环境差异（南方与北方不同）。

（4）诊断治疗不当（如初痢则补益，风寒感冒而治以疏风散热）。

总之，诊断治疗疾病，必须全面考虑，询问病史，找出原因，了解治疗的经过，并根据职业、体质、生活习惯之不同，从病理入手，进行科学的分析，方能遣方用药，决不能头病治头，脚病医脚。《素问·至真要大论》："谨守病机，各司其属。"

下面就概括地从邪正盛衰、阴阳失调、升降失常三个方面着重讲一下。

一、邪正盛衰

1. 何谓邪正盛衰

所谓邪正盛衰即是指机体的抗病能力与致病因素之间的斗争所产生的盛衰变化。有时亦称邪正消长和邪正相争，在某种意义上指的虚实盛衰和彼此消长的过程。

2. 邪正盛衰的变化决定着疾病性质

当疾病因素作用于机体以后，正气就奋起抗邪，即开始了邪正斗争。其斗争过程就是病理过程，其奋斗表现就是临床症状反映。所以我们可以根据出现的不同证候，而判断疾病的性质。邪正斗争的过程，即病变过程；邪正斗争的表现，即病变反映。如：

邪盛而正气不衰，抗邪力强，多表现表证、热证、实证、阳证；邪盛而正气衰，抗邪力弱，多表现里证、虚证、寒证、阴证。

正气虚——疾病容易由表及里，由腑入脏——由阳转阴——病进；正气实——疾病容易由里及表，由脏出腑——由阴扶阳——向愈。

《素问·通评虚实论》说："邪气盛则实，精气夺则虚。"

3. 临床上的虚实见证

（1）实证的含义和症状

含义：实是邪气亢盛，是以邪气盛为主要矛盾的一种病理反映。常见于外感六淫致病的初中期，以及痰、食、血、水等滞留所引起的病证。

症状：如痰涎涌盛，食积不化，瘀血内阻，水湿泛滥，壮热，狂躁，声高气粗，腹痛拒按，二便不通，脉实有力等。

（2）虚证的含义和症状

含义：虚是指正气不足，是以正气虚损为主要矛盾的一种病理反映。多见于素体虚弱，大病后期以及多种慢性疾病中。

症状：如神疲体倦，面色憔悴，心悸气短，自汗盗汗，五心烦热，畏寒肢冷，脉虚无力等大病久病或汗、吐、下过度所造成的阳气、阴液不足证。

故后人说："外感多实证，内伤多虚证。"

4. 邪正斗争的变化影响着疾病的预后

在疾病变化的过程中，邪正斗争决定着疾病的发展、变化、转归和预后，如：

正邪斗争结果有以下几点。

（1）邪气正盛，正气渐虚不能胜邪——病情逐渐加重，甚至脏腑功能一蹶不振——疾病趋向恶化——预后多危。

（2）邪气渐退，正气渐旺能够胜邪——病情逐渐减轻，病邪逐渐消失或终止——疾病趋向痊愈——预后多良。

（3）正邪相持的证候，如正盛邪实，正伤邪亦去，虚实交织，寒热错杂等，临床也是屡见不鲜的。

如水肿初期，正盛邪实（势均力敌）；后期，本虚标实（真虚假实）。若用峻下剂则会导致正伤邪亦去之危候。

李中梓说："至虚有盛候，反泻含冤，大实有羸状，误补益疾，辨之不可不精，治之不可不审"。

二、阴阳失调

上述已讲，阴阳是矛盾双方对立统一的概念。具体来说，阳是指阳气，阴是指阴液而言。

1. 阳气的含义和作用

含义：阳气是机体内具有温煦和促进代谢作用的一种机能与动力，是维持人体生命活动的关键力量。

作用：温煦、卫外、养神、柔筋，促进人体脏腑组织的代谢。

故《素问·调经论》："阳受气于上焦，以温皮肤分肉之间。"《素问·生气通天论》："阳者，卫外而为固也。"本篇又说："阳气者，精则养神，柔则养筋。"王冰对此段解释说："阳气者，内化精微，养于神气，外为柔软，以固于筋。"

2. 阴液的含义和作用

含义：阴液是指人体内的精、血、津、液而言。是维持人体生命活动的重要物质。

作用：内溉脏腑，外濡腠理，化生阳气，助长精神。

故《素问·生气通天论》曰："阴之所生，本在五味。"《素问·六节藏象论》："五味入口，藏于肠胃，味所有藏，以养五气，气和而生，津液相成。神乃自生。"

总之，阴液和阳气，可以互相化生，阴液可转化阳气，阳气可以推动阴液的滋生。故《素问·阴阳应象大论》："阳为气，阴为味，味归形，形归气，气归精，精归化。"

3. 何谓阴阳失调

所谓阴阳失调，是体内阴阳气血、营卫、脏腑功能等对立统一关系失调的总称。是疾病发生发展的根本机制。是指脏腑组织间的阳气、阴液功能障碍，造成阴阳偏盛，所以出现阴不制阳或者阳不制阴，而见到的或寒或热、或虚或实的病理变化而言。

4. 阴阳失调的病理表现

总的说来，不外阴阳偏盛和偏衰两类。

偏盛：

        阳胜则阴病   阳盛则热

       /   \\ |

阳偏盛（热盛）－耗阴（寒少）－见热证，症状：壮热、面红、目赤。

       阴盛则阳病   阴盛则寒

       /   \\ |

阴偏盛（寒盛）－损阳（热少）－见寒证，症状：形寒、肢冷、舌淡等。

偏衰：

       阳不制阴   阳虚生寒

       /   \\ |

阳偏衰（热少）－阴盛－见虚寒证，出现寒的症状：喜静倦卧

       阴不潜阳   阴虚生热

       /   \\ |

阴偏衰（寒少）——阳亢——见虚热证，症状：五心烦热，下利清谷，面红色绛，盗汗，咽干，口燥，舌红少苔。

5. 阴阳失调在气血方面的表现

在气血方面：气为阳，血为阴，二者不和，亦称阴阳失调，或者叫气血阴阳失调。如：

（1）气血不和的实证：气滞不通，血流不畅（气滞引起的血瘀）——气滞症状多于血瘀症状（丹栀逍遥散）；血流不畅，气机不利（血瘀引起气滞）——血瘀症状多于气滞症状（三个逐瘀汤）。

（2）气虚不和的虚证：气虚不摄血，则造成血脱（归脾汤，补气时用三分的补血药）；血脱不藏气——形成气少（四物汤，补血时用三分的补气药）。

6. 阴阳失调在营卫方面的表现

在营卫方面：卫属阳，营属阴，二者必须和调，配合无间，共同完成卫外抗邪的机能，这叫营卫调和；否则就称营卫失调，也叫作营卫不和。

如：外感表证所出现的头身疼痛，发热恶寒，自汗或无汗等就是典型的营卫失调。故治疗外感风寒表虚证宜用桂枝汤，以透肌解表，调和营卫，其道理就在于此。

7. 阴阳失调在脏腑功能方面的表现

在脏腑功能方面的内容上述已讲，脏腑经络的功能，既是分工的，又是合作的，它们是对立统一的关系，中医亦称阴阳协调，治疗原则会因阴阳失调而发生多种病变，如：

（1）脏腑阴阳协调性

①本脏：肺既能宣发（阳），又能肃降（阴）；肝既能主藏血（阳），又主疏泄（阴）。

②脏与脏：肺主呼气（阳），肾主纳气（阴）。

③脏与腑：脾主升（阳），胃主降（阴）。

（2）脏腑阴阳失调象

①本脏：肝阴虚，则肝阳偏亢。

②脏与脏：肾水不足，心火亢盛（心肾不交）。

③脏与腑：胃阳过强的脾阴不足证，及肾阳不足的膀胱气化失常证。

综上所述，机体的对立统一性遭到破坏，就会发生一系列的病理变化，皆可用阴阳失调来概括。不论任何原因所引起的疾病，总不越"阴阳盛虚"的范围。阳盛是脏腑组织兴奋性增高，代谢活动增强的一种反应；阳虚是脏腑组织反映性低下，代谢活动减弱，生理功能减退的一种反应。阴盛是脏腑组织抑制性增高，代谢机能障碍的一种反应；阴虚是精、血、津、液等阴液不足，相对地阳气偏亢，而致使脏腑组织机能活动虚性亢进的一种反应，即所谓的阴虚生内热现象。

三、升降失常

1. 升降出入的含义

升是指气机上升，降是指气机下降。升者，升其清阳，降者，降其浊阴。升降出入是人体气化功能的形式，体现着脏腑经络、阴阳气血矛盾运动的变化。所以升降出入是机体进行新陈代谢，维持生命活动的基本过程。

2. 何谓升降出入失常

人体的阴阳气血、脏腑经络在正常情况下其生理功能应升当升，应降当降，维持着人体的生命活动。若一旦因为某种致病因素破坏或影响了这种升降出入的气化形式，当升不能升，当降不能降，而出现上下虚实等等不同的种种证候时，就叫作升降出入失常。

3. 升降出入失常的病理表现

由于升降出入是机体气化的基本形式，是脏腑经络、阴阳气血进行矛盾运动的基本过程。所以，升降出入失常可波及五脏六腑，四肢九窍，表里上下，影响着机体的整个气化作用，发生种种的病理变化。举例如下：

（1）升之不足或太过

①升之不足——如脾气虚弱，肾精亏损，不能上输清阳——则眩晕耳鸣（虚）。《灵枢·口问》："上气不足，脑为之不满，耳为之苦鸣，头为之苦倾，目为之眩。"

②升之太过——肝气上逆，肝阳上冲——头晕头痛，时有耳鸣（实）。《素问·

本病论》："人或恚怒，气逆上而不下，即伤肝也"。

（2）降之不及或太过

①降之不及——如肺气虚弱，失去清肃下降——可见胸闷喘促，咳嗽，鼻翕。《灵枢·五阅五使》："肺病者，喘息鼻张。"这是肺气虚，上气不能下降的结果。

②降之太过——肺气清肃太过，可伤心阳，致使心气被郁——出现心悸，气窒息微等症（肺心病）。

（3）上下失制

①上不制下——脾虚气陷－引起脱肛，阴挺（子宫脱垂）。

②下不制上——肾不纳气－喘息，呼多吸少（慢支合并肺气肿）。

（4）升降反常

①应失反降——脾气当升而反降——水谷精微不能上举而造成腹泻。

②应降反升——胃主下降而反上升——则出现瞋胀、呕吐、恶心、嗳气等证。

《素问·阴阳应象大论》："清气在下，则生飧泄，浊气在上，则成瞋胀，此阴阳反作，病之逆从也。"

总之，气机的升降出入，是机体各脏腑组织的综合作用，尤其是脾胃的升降，至关重要。因为，脾胃居于中焦为后天之本，是气血生化之源，又是气机升降运动的枢纽，若脾胃升降失常，清阳不能敷布，精微不能归藏，饮食无法进入，废浊不能排出，继而引发多种病证。

如《素问·阴阳应象大论》说："清阳出上窍，浊阴出下窍，清阳发腠理，浊阴走五脏，清阳实四肢，浊阴归六腑。"

又如《吴医汇讲》说："治脾胃之法，莫精于升降……脾升降失宣，则脾胃伤，脾胃伤则出纳之机失其常度，而后天之生气已息，鲜不夭折生民者已。"

小结

本章所说的发病和病因学说，是古人几千年来，在医疗实践中不断积累和发展起来的。有其具体的内容和特别的体系，学习时既要看到它的辩证观点和实践意义，同时也要看到它的历史局限性。

百病之生，各有所因，没有原因的疾病是不存在的，但祖国医学所说的病因，一般是通过疾病的临床表现，结合自然界的现象，而分析总结出来的。本章把风、寒、暑、湿、燥、火六淫和疫疠归纳为外感，把七情、饮食、劳倦等因素归纳为内伤，又把痰饮、瘀血等病理产物作为致病因素，都是很现实的，是非常符合临床实际的。

本章把六淫作为主要外感病因，是根据自然界六种不正常的气候对人体的影响，以及自然现象和疾病症状的客观表现联系起来认识的。并在发病学说中一再强调人体正气作用，是疾病发生、发展与变化转归的内在因素，是比较正确的哲学观点。

关于病理机制方面，本章仅推出了邪正斗争、阴阳失调、升降失常三个方面，为机体对致病因素的基本病理变化反应。并从脏腑着手系统地阐述，这是为了避免与下边章节重复的原因，所以，仅推出以上三者为纲领性的病变机制，确已起到承上启下、纲举目张的作用。

复习题

1. 何谓病机？病理变化的纲领和总机制有哪些？

2. 邪正斗争的含义是什么？邪正斗争对疾病的性质和矛盾有什么关系？

3. 何谓阳气和阴液？各有什么作用？阴阳失调总的临床表现是什么？

4. 中医所论"升与降"的含义是什么？升与降失常的病理表现怎样？强调脾胃升降失常的重要性，原因何在？

5. 解释下列名词（参考讲稿）：

气机、气化、腠理、鬼门、皮毛、奇经、阴平阳秘、纹理、清阳、浊阳、骨蒸、藏象、满而不实、实而不满、天癸、肾者胃之关、丹田、四海、分肉、百骸、病机、募原、四白。

第九章　防治原则

着 眼 点

一是认真理解预防为主，防治结合的意思。

二是熟悉掌握标本缓急、同病异治与异病同治的使用条件。

三是了解辨证立法在临床上的使用价值。

本章所介绍的治疗法则，是根据疾病发生、发展的普遍规律而确定的一种带有指导性的原则大法，而不是每个病的具体治法。

第一节　预防为主、防治结合（自学）

一、锻炼身体

二、精神主导作用

三、注意饮食卫生

四、预防疾病的传变

预防：未病防患；既病防变（早治）；治未病的脏腑。

这就是当疾病发生后，在处理上首先防止病邪深入、病势蔓延，避免造成复杂而严重的后果。

例如疾病的传变规律：先表后里，由浅入深。

伤寒——三阳——三阴

温病——卫——气——营——血

此外，还有特殊情况的病情变化规律，例如伤寒直中和越经传：

直中：病邪不经三阳经传变，而直接侵犯三阴经，即发病没有三阳经的证候，故又称"直中三阴"。

越经传：指病邪越经而传，如太阳经不传阳明而传少阳。

第二节　重视主要矛盾

疾病的发展和变化，无论怎样错综复杂，但其中必有一种是主要的。抓住这种主要矛盾，就是解决疾病的根本办法——"治病求本"，也是治病的基本原则。

如王应震说："见痰休治痰，见血休治血，无汗不发汗，有热莫攻热，喘生休耗气，精遗不涩泄，明得个中趣，方是医中杰。"

既然有本就有标，标本是两个相对的概念，应用范围很广。如标与本：

邪正——正气为本，邪气为标。

疾病——病因为本，症状为标。

时间——先病为本，后病为标。

病位——在内为本，在外为标。

明确标本概念之后，根据疾病的具体情况分清先后主次，轻重缓急，从而确定治本或治标，或标本兼治。

故《素问·标本病传》说："知标本者，万举万当，不知标本者，是谓妄行。"

一、标本缓急

1. 缓则治本：缓则治本，是针对病情变化比较平稳或慢性疾病而设的治病原则。在一般情况下，标根于本，病本能愈，标也随之而解。例如：

风寒咳嗽：风寒——本，咳嗽——标，发散风寒，其咳自愈。

阴虚发热：阴虚——本，发热——标，滋养阴液，其热自退。

2. 急则治标：矛盾的主要和非重要方面互相转化着，事物的性质，也就随着变化，在一定的条件下，标症也可转化为矛盾的主要方面，这就需要采用"急则治标"的原则。也就是说病情发展迅速或处理紧急而危重的状态，此时虽属标病，亦应首先采取急救措施，否则，病人就会更痛哭、更严重，甚至危及生命。例如：

（1）标重于本的治例

脾虚腹水：脾虚——本，腹水——标，腹水严重——先攻后补。

（2）新病与久病的治例

胃病复外感：胃病——为本（旧病），外感——为标（新病），外感为急，宜先外后内，先新后旧。

但要注意，如果只顾治疗标症、新病，造成正气衰弱，结果标症未除，而本病已败，新病未愈而久病更重，这是急则治其标所不能允许的。

3. 标本兼治：本法适用标病和本病俱急，或标本俱缓的两种情况而言。例如：

肾虚水泛，风寒外袭——标本俱急，必须兼治——单治其本，则外邪有入里之可能；独治其标，则水肿胀急难解。

素有气虚，复感风寒——标本俱缓，宜于兼治（提高疗效，缩短病程）——单益气，则表证难解；只解表，则汗出伤正。

二、正治与反治

疾病在发展变化的过程中，其症状表现是错综复杂的，有些病本质与现象一致，有些病本质与现象不一致。因此在诊断上要辨明真假，治疗上要抓主要矛盾，或使用正治法，或使用反治法，依据病证的具体情况而定。

1. 正治法

药性与病性相反的治疗方法叫正治法。是逆其病情而治的，故又称逆治法。例如："寒者热之"，"热者寒之"，"虚者补之"，"实者泄之"。

2. 反治法

药性与病象相同的治疗方法叫反治法。是从其病象而治的，故又称从治法。例如："热因热用"，"寒因寒用"，"通因通用"，"塞因塞用"。

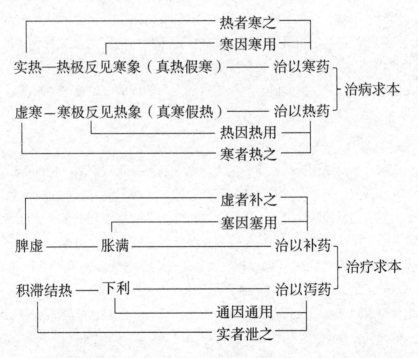

由此可见，反治法不同于正治法，是顺从疾病征象的一种治疗方法。但从其本质来说，也是针对其疾病的本质而治疗的，仍是热者寒之，寒者热之，虚者补之，实者泻之，可以说反治法是正治法在特殊情况下的变法，其实仍是正治法。

附：反治法

反治法是起诱导作用引药深入的一种治疗方法，也是中医治疗疾病的又一种治疗方法。它适用于疾病发展到阴阳格拒的严重阶段。这是如果单纯以热治寒或以寒治热，往往会发生药物不咽即吐的格拒现象。使用反治法以诱导之，就可以防止疾病对药物的抗拒作用。例如：

热药冷服：下咽之后，冷体即消，热性便散。

寒药热服：入腹之后，热气即消，寒性遂行。

所以，李东垣有"姜附寒饮，承气热服"之说。

第三节　原则性与灵活性

由于疾病的变化是错综复杂的。加之体质条件、地理环境、生活习惯等各有不同，故在治病的基础上，还要具体情况具体分析，要有相对的机动灵活性。

一、因时因地、因人制宜（自学）

因时、因地、因人制宜，是指治疗疾病要根据季节、地区以及人体的体质、性别、年龄等不同而制定适宜的治疗方法。由于疾病的发生、发展与转归，受多方面因素的影响，如时令气候、地理环境等，尤其是患者个体的体质因素，对疾病的影响更大。因此在治疗疾病时，必须把这些方面的因素考虑进去，对具体情况做具体分析，区别对待，以制定出适宜的治疗方法。

（一）因时制宜

四时气候的变化，对人体的生理功能、病理变化均产生一定的影响。根据不同季节气候特点，来考虑治疗用药的原则，即为"因时制宜"。一般来说，春夏季节，气候由温渐热，阳气升发，人体腠理疏松开泄，即使患外感风寒，也不宜过用辛温发散药物，以免开泄太过，耗伤气阴；而秋冬季节，气候由凉变寒，阴盛阳衰，人体腠理致密，阳气内敛，此时若非大热之证，当慎用寒凉药物，以防伤阳。《素问·六元正纪大论》说"用寒远寒，用凉远凉，用温远温，用热远热，食宜同法"，正是这个道理。暑邪致病有明显的季节性，且暑多兼湿，故暑天治病要注意解暑化湿；秋天气候干燥，外感秋燥，则宜辛凉润燥，此与春季风温、冬季风寒外感用药亦不甚相同，风温宜辛凉解表，风寒应辛温解表，所以治疗用药必须因时制宜。

（二）因地制宜

根据不同地区的地理特点，来考虑治疗用药的原则，即为"因地制宜"。不同地区，由于地势高低、气候条件及生活习惯各异，人的生理活动和病变特点也不尽相同，所以治疗用药应根据当地环境及生活习惯而有所变化。如我国西北高原地区，气候寒冷，干燥少雨。其民依山陵而居，经常处在风寒的环境之中，多食鲜美酥酪骨肉和牛羊乳汁，体质较壮，故外邪不易侵犯，其病多为内伤。东南地区，滨海傍水，平原沼泽较多，地势低洼，温热多雨。其民食鱼而嗜咸，大都皮肤色黑，腠理疏松，病多痈疡，或较易外感。《素问·五常政大论》说："地有高下，气有温凉，高者气寒，下者气热。"西北方天气寒冷，其病多外寒而里热，应散其外寒，而凉其里热；东南方天气温热，因阳气外泄，故生内寒，所以应收敛其外泄的阳气，而温其内寒。此即《素问·五常政大论》所说："西北之气，散而寒之，东南之气，收而温之。所谓同病异治也"。医生治病，同一病而治法各不相同，都能治好，就是因为地势不同而治法各有所宜的缘故。《素问·异法方宜论》说："一病而治各不同，皆愈何也？岐伯对曰：地势使然也。"如外感风寒证，西北严寒地区，用辛温解表药量较重，常用麻桂；而东南温热地区，用辛温解表药量较轻，多用荆防。这也是地理气候不同的缘故，所以治病必须因地制宜。

（三）因人制宜

根据病人年龄、性别、体质、生活习惯等不同特点，来考虑治疗用药的原则，叫作"因人制宜"。

1. 年龄：不同年龄则生理状况和气血盈亏不同，治疗用药也应有所区别。老年人生机减退，气血亏虚，患病多虚证，或虚实夹杂，治疗虚证宜补，有实邪的攻邪要慎重，用药量应比青壮年较轻。小儿生机旺盛，但气血未充，脏腑娇嫩，易寒易热，易虚易实，病情变化较快，故治小儿病，忌投峻攻，少用补益，用药量宜轻。《温疫论·老少异治论》说："凡年高之人，最忌剥削。设投承气，以一当十；设用参术，十不抵一。盖老年荣卫枯涩，几微之元气易耗而难复也。不比少年气血生机其捷，其气勃然，但得邪气一除，正气随复。所以老年慎泻，少年慎补，何况误用也。亦有年高禀厚，年少赋薄者，又当从权，勿以常论。"

2. 性别：男女性别不同，各有其生理特点，妇女有经带、胎产等情况，治疗用药应加以考虑。如在妊娠期，对峻下、破血、滑利、走窜伤胎或有毒药物，当禁用或慎用。产后应考虑气血亏虚及恶露情况等等。

3. 体质：体质有强弱与寒热之偏，阳盛或阴虚之体，慎用温热之剂；阳虚或阴盛之体，慎用寒凉伤阳之药。《灵枢·论痛》说："胃厚，色黑，大骨及肥者皆胜毒，故其瘦而薄胃者，皆不胜毒也。"《素问·五常政大论》说："能毒者以厚药，不胜毒者以薄药。"说明体质不同，治疗用药常不相同。此外，有的病者素有某些慢性病或职业病，以及情志因素，生活习惯等，在诊治时也应加以注意。

综上分析，因人制宜，是指治病时不能孤立地看病证，必须看到人的整体和不同人的特点；因时、因地制宜，则强调了自然环境对人体的影响。因时、因地、因人制宜的治疗法则，充分体现了中医治病的整体观念和辨证论治在实际应用上的原则性和灵活性。只有全面地看待问题，具体情况具体分析，善于因时、因地、因人制宜，才能取得较好的治疗效果。

二、同病异治、异病同治

1. 同病异治

例如眩晕：①肝阳上亢——滋阴潜阳。

②气血亏虚——补气养血。

③肾精不足——益肾填精。

④痰浊中阻——祛痰化浊。

2. 异病同治

例如气虚下陷：脱肛、子宫下垂、久泄久痢，治宜补中益气。

第四节　辨证立法

一、表里立法

1. 病在表用汗法，又叫解表法，是开泄肌腠，逐邪外出的一种治疗方法。

2. 病在里用下法，是攻逐体内积滞，通泄大便的一种治法。

3. 病在半表半里用和解法，本法是一面祛邪，一面扶正的治法。适用于正气不很虚而机能上有些紊乱的病证。

一般说来，表里同病，应先表后里，或表里双解。但根据急则治其标的原则，表急先解表，里急先治里。

二、上下立法

1. 上病治上——外散之、涌吐之，以治上之表里。

2. 下病治下——疏利之、涤荡之，以治下之前后。

3. 上病治下——病在上取之下——如肾阴虚的眩晕证常用滋肾养阴法。

4. 下病治上——病在下取之上——如肺热叶焦的痿证，用养肺阴之法。又如肺气不宣的小便不利，用开提肺气法。

此外。还有"中病傍取"之法（病在中，傍取之），尤其在针灸多用此法，"从阴引阳，从阳引阴，以左治右，以右治左"等治疗方法。

三、寒热立法

1. **表**：寒——辛温解表；热——辛凉解表。
2. **里**：寒——辛热温里；热——苦寒攻里。
3. **寒热真假**：真寒假热——但治其寒；真热假寒——但治其热。

四、虚寒立法

虚者补之，实者泄之，这是治疗虚寒证的大法，补虚就是扶助正气，泻实就是祛除邪气。在辨证中首先要分清实证的性质，程度和真假，然后才能治得其所。

第五节　用药法度

一、药量要适当

病重药轻——乏效

病轻药重——伤正

二、服药适可而止

大毒（峻剧药物）－－－十去其六 \

常毒（较峻剧药物）－－十去其七 \ \

"无使过之，伤其正也"

小毒（一般峻剧药物）－十去其八 / /

无毒（和缓无毒）－－－十去其九 /

这是根据体质和病情，掌握用药分寸，但不是绝对的，如果证属实、体质强，还是以药物治疗彻底为好，甚至矫枉过正，以防东山再起。

三、配合饮食调养

饮食调养，这是很重要的治疗方法，在疾病自始至终，都要注重这个问题。现代医学中有营养医师，讲究营养学，这是很好的，我们应当学习。古代劳动人民限于历史条件，虽然对食物成分缺少研究，但已经认识到饮食调养在治疗疾病中的重要性，这是很可贵的。"谷肉果菜，食养尽之"，就是说食用多种营养丰富的食品，以辅助药物治疗，从而使患者逐渐恢复健康。

小结

在防治疾病的过程中，首先我们要弘扬"救死扶伤，实行社会主义的人道主义精神"，充分发挥医生和患者的积极性，二者要紧密合作，充分调动其主观能动性，达到共同战胜疾病的目的。

本章所讲之治疗法则，充分体现了祖国医学的整体观念（局部和整体的辩证关系），强调内因的主导作用，从而提出了扶正以祛邪，祛邪以扶正及其攻补兼施等原则，在抓主要矛盾方面，还提出了急则治其标，缓则治其本，标本俱急则标本兼治以及正治与反治等原则。同时非常注意区别矛盾的共性和个性，并总结出异病同治，同病异治及其因人、因时、因地制宜等原则。这些治疗原则，经过医疗实践的反复检验、证明，确实是行之有效的，所以，时至今日仍对中医临床实践具有重要的指导意义。

思考题

1. 预防为主有什么重要意义？怎样做？

2. 祖国医学有哪几个主要的治疗原则？

3. 治标治本、正治反治、补虚泄实、扶正祛邪的含义及其相互之间的关系是什么？

4. 治疗疾病为什么要因时、因地、因人制宜？

第十章 教学体会和中医基础理论探讨

一、从我的教学体会谈如何提升教学能力

祖国医学历史悠久，其传授方法历来都是以师传口授为主，主要是在临床上传授经验，结合讲解，以死记硬背为方法加深记忆力，此即所谓的师带徒方法。1949年以来，在中医政策的指导下，各地中医院纷纷建立，中医教学才转变为以课堂讲授为主，结合临床实习的方式。因而中医的学校教育，特别是中医高等教育，急需总结一套比较完善的、切合实际的、符合中医特色的新教学方法。我作为中医师资队伍的一员，在多年的教学实践中，对如何突出中医特色进行教育，有了初步的体会，现不揣浅陋予以介绍，以作为探索符合中医教学方法、提升教学能力的引玉之砖。

（一）结合中医特点，认真设计教案

1. 掌握中医的教学特点

中医教学除有一般教学共有的基本规律外，还有中医独特的特点。因为祖国医学的理论是古人在实践的基础上，用朴素的唯物论和自发的辩证法思想，从宏观世界，用取类比象、推理、判断等方法总结出来的。加上中医原著文字古奥，道理深邃，朴素抽象，不论病因、病理、辨证施治，大多是建立在临床观察的基础上的。因此单用其他学科的教学法，以微观实验来充分说明，在目前看来是不可能的。中医劣于直观教学，或者取类比象，或者现身说法，或者逻辑推理，或者形象比喻。尤其是密切联系临床，是中医教学最重要的方式之一。即使是基础课的教师也应如此，这是和西医教学所不同的地方。否则，中医理论就讲不清，讲不透，也讲不活。但举例要恰当确切，医理通，哲理顺，符合唯物辩证法，也就是说一定要符合中医的基本思想—整体观念和辨证施治，这就是中医教学的特点。要达到教学目的，提高教学质量，必须抓住认真备课、设计教案这个关键问题。

2. 教材、教案合理结合

备课中要考虑到如何便于讲授，如何帮助学生对教材的理解，并能使学生便于接受，由浅入深，循序渐进，重点突出，层次分明，联系实例，启发思考，以便于记忆。内容上既不能脱离教材过远，也不能照本宣科，当然更不能与教材的内容相

矛盾。脱离教材远了，不仅使学生无所适从，增加了学生负担，影响了教学效果，而且学时过长，教学大纲也是不允许的。但是由于中医的文字古奥，言简意赅，互辞比喻较多，字义读音标义不同，加上各家著书立说很多，理解认识不一，为了把问题讲明白，求得正确，备课时也必须广泛收集材料。（讲一桶，要准备一缸）。仅仅局限于教材上的内容，未免欠丰富多彩。并且使学生听起来也会感到平淡乏味。这就要求我们老师要多多的储备知识，可以超越教材所讲的内容。但要做到"由情反约"，既符合教学大纲的要求，也不至于冲淡应讲的重点和基本内容。教案和教材是有一定差别的，教材在一定的时间内是相对稳定的，而教案必须不断充实、修改、更新，不能一个脚本一直使用。社会在进步，科学在发展，不论那一学科总是或快或慢地进展着。同时教学对象的专业知识程度有时也不一样。

其次，每次备课时，都要回顾总结一下，上次教学中的经验、教训、内容的多少与学时的融洽程度，在讲课、辅导中所遇到的问题以及学生对教学效果的好坏反映，以便对下次教学做一些必要的改进。

（二）根据授课对象，做到因材施教

笔者授过大学本科班、研究生班、中基师资班、中药师资进修班、中医师进修班、西医学习中医班、中医护士班、社会自考班等班的《中医基础理论课》。其体会是：教学对象的文化水平、业务基础和接受能力不同，有不同的教学要求和不同的思想活动。不注意这一点，直接影响着培养目的，甚至劳而无功。因此，必须在教学之前，切实的了解教学对象的实际情况。只有对教学对象熟悉，根据培养目标，结合学生实际和讲授学时的多少，才能更好地按中医的特点准备教案，施以相应的教学方法，这就是因材施教。

如本科班的学生，年纪较轻，记忆力好，文化程度比较齐，学习中医刚入门，应特别重视让他们弄懂基本概念，要突出阐明理论，打好专业基础知识，并要求牢牢记住。在举临床病例时，要注意浅显易懂，比较典型，他们容易见到的。对在职的中医进修生则不同，他们有一定的中医专业理论知识和临床经验，应注意提高他们在理论上的系统性和准确性，在搞清概念的基础上，联系临床实际，加深他们对辨证论治的理解，发挥他们感性认识的优势，提高他们临床解决实际问题的能力。进修生大多属于中年，接受快，理解能力强，讲课时则宜要言不烦，举一反三，以便提高他们的思维。对西医学习中医班的学员，因为他们大多都是西医院校毕业的，利用他们临床感性认识和西医知识的长处，引导他们从中医理论角度，从整体观念出发。从辨证论治着手去认识中医学独到之处，防止他们用西医的观点去对号入座，硬套中医。否则，他们不仅学不到中医的精华，反而会造成轻视、污蔑，甚至否定中医的某些基本理论和经验，起到相反的作用。如果教师把中医理论讲得清楚、客观，具有有效的实际临床指导意义，他们还是心悦诚服的。如我在北京给原北京军区总医院"西学中"班讲课时，有几个同学给我讲："原本趁此机会，利用这个时间自学外语，认为中医没有什么理论可学。可后来听了你讲的《中医基础理论》课后，我们的看法变了，认识到中医不仅有理论，并且是深奥无穷的"。对研究生或师资班讲课，则要鼓励他们多参阅整理古今医籍和有关资料，提出问题，多写心得体会。着重培养他们独立思考和研究问题的能力，探讨保持和发扬中医特色等问题。同时，还要有意识地多讲些教学的艺术性，甚至上下课的时间，就应该严格要求。有一次我在河南省卫生干校办的"中基师资进修班"讲课时作了实践，受到了同学们的好评。

（三）讲究课堂艺术，提高教学效果

上述已谈到由于中医特点所决定，课堂讲授是当前中医教学最基本的形式。所以课堂艺术对于提高教学效果至关重要。加里宁说："教育不仅是科学事业，而且是艺术事业"。譬如，前些年有位领导同志到某医科大学考察，学校安排了几个有特色的实验室让他看，在一个实验室里，领衔的教授用深入浅出的语言介绍了他们开展项目的基础理论和使用价值，这位领导和陪同人员听得津津有味，不时发出笑声，最后对教授这堂精彩的科普讲座报以热烈的掌声。在另一个实验室，领衔的教授也讲基础方面的内容，这些领导有礼貌地听着，但有人听了一会儿，就和同来的人谈起了工作上的事。用味同嚼蜡形容第二位教授的讲座一点不为过。如何让专业人员和普通人员听懂深奥的科学道理是非常重要的，自改革开放以来，高校和科研单位发生的变化，科研经费不再坐等上面拨款，要到外面争取，科研成果搞出来还要推广转让。现代医学分工越来越细，越来越专，医学院校毕业的人也不会了解所有的医学内容。如果到有关部门申请科研经费，即使人家是学医的，也不一定听得懂你在讲什么，这经费就很可能落空。向企业转让科研成果，你讲的内容不仅打动不了人家，甚至听不下去，转让就可能成为泡影。

有些教授现在还认为，别人越听不懂，越说明自己水平高，这种想法差矣！爱因斯坦如果仅仅从物理、数学公式来解释相对论，全世界能有几个弄明白？但他只用了个比喻，便使全世界懂得了相对论。他说如果你在等汽车，汽车不来，半个小时你也觉得很长；但如果你和一个漂亮姑娘约会，两个小时很快就过去了，而你并不觉得时间太长。他用和漂亮姑娘约会解释相对论，爱因斯坦并没有因此跌身份，他依然是伟大的科学家。

近年来，社会需要医学生加强人文科学的修养，不少学校开设了这方面的选修课。而教授是不是也应该提高这方面的修养呢？以后选拔学科带头人和实验室负责人时，学术表达能力也应该成为一个重要的条件，特别是在学校，大学附属医院，

否则教师如何授之以道，为学生释疑解惑呢？

搞教学工作光重视科学性，不注意艺术性是很不够的。课背的很好，记得很熟，铃声一响，上堂就讲，时间一到，立即下课，不注意授课的艺术性，好像一个演员，台词很熟，唱腔虽好，但不会做戏，也很难收到观众的欢迎。课堂艺术性包括的内容很多，如组织艺术、设计艺术、板书艺术、语言艺术、表达达艺术等等。笔者在这些方面仅谈一些初步体会，以供参考。

1. 开始上课时，可以以利用半分钟的时间，用目光、眼神环视教学生立即安静下来，以造成正式上课的气氛。这些动作是无声的"语言"，它超出了"有声"的效果。要比说："同学们，不要说话啦，现在开始上课了"好得多。所以还要注意课堂教学中的非语言行为，所谓非语言行为是指人的情结、衣饰、举止等。人的面部表情可以反映出或生气、或愉快、或悲哀等不同的情绪。教师在课堂教学中微笑可以使学生产生愉悦的心境，有利于生动活泼的课堂气氛的形成。

眼神是属于个性特点的。在课堂教学中，教师要始终不忘以亲切和蔼的目光捕捉学生的视线。有时教师对学生投之以赞许的目光，都是为了表示鼓励；有时教师对学生或皱眉、或凝视、或扬眉，那是为了提醒学生注意；有时教师对每个学生减少注意的次数，可能是因为这个学生有心事，此时过多的注意会使他惴惴不安，教师移开目光，是为了帮助学生排除心理障碍，以起到心理保健的作用。

教师的举止形态也是课堂教学中的一种重要手段。教师听了某个学生的答问以后表示赞赏，可以肯定地点点头，也可以拍拍学生肩。教师在课堂中的手势以中等活动为宜，要面对学生讲课，给学生一个后背是不好的。教师在讲课过程中必要的停顿，短暂的沉默可以为学生提供回答问题前的思考时间，使学生在一个活动转到下一个活动之前有所准备，消除紧张心理。这就是课堂上的组织艺术。

2. 开讲时，首先板书写出课堂所讲的着眼点，那些是掌握的和一般了解的，这样可以吸引学生的高度注意力，以达到突出重点之目的，并且使教者和学者都能做到心中有数。课堂中如何联系临床，举什么病例，怎样采取启发式教学（提问方法宜多样化，如：①可以上课开始提问；②中间提问；③下课前提问；④横向一排考；⑤纵向一排考；⑥联系周围题问。）？提问什么样类型的学生，借学生回答问题之完满与否，如何向学生讲解，怎样活跃课堂气氛，课后出什么样的复习题，怎样小结以及是否拖课等，都是老师在讲课中所需要考虑的。当然，也应该是备课时所涉及的问题，这是课堂上的设计艺术。

3. 板书的整齐与否，也是一种课堂艺术，直接关系着教学效果问题。这就要求教师的板书，要安排妥当，层次要清楚，大小题例分明，字迹要工整，内容要精练。同时演板要求既快又好，（但也不能是"三快"老师），这样不仅能节约时间，而且也体现了讲课的紧凑性，特别是讲到高潮的时候，不至于造成因此而气散脱节。有些老师为了板书端正，一笔一画，慢腾腾地去写，这样不仅浪费了时间，也涣散了课堂的气氛。现在教师都喜欢用多媒体讲课，很少板书，这样当然可以，但要结合恰当，否则也达不到目的，让学生掌握不住重点甚至还会影响到课堂上的严肃性。

4. 教师的语言和表达艺术性，是整个教学中最重要的一种手段。是向学生传递信息的最主要的方式，也是课堂艺术最重要的方面。一个教师使用词汇要丰富、准确、生动、活泼，富有节奏感。讲起话来要精练，逻辑性要强。鲁迅先生说过："用最简练的语言，表达最丰富的内容"。尽量做到深奥的医理能通俗化，抽象的概念能具体化，枯燥的内容能趣味化，烦冗的东西能条理化。争取使整个教学内容，"其言皆著出于吾之口，其意皆著出于吾之心"。语气不能平铺直叙，有轻重缓急之分，抑扬顿挫之别。即不要控腔拿调，慢条斯理，也不要像"连珠炮"式的，一直从上课讲到下课。做到既可以"放得开"，又可以"收得拢"。如果教师对自己的语言缺乏自控性，必然出现讲课无条理，闲话连篇，前后重复等缺点。

5. 教态也很重要。若过分严肃，很少以手势助语势，或者站在某一个位置不动，一讲一堂，不仅课堂吸收效果不好，而且气氛有张无驰；如果教态过于随便，动作庸俗或过分放荡，也会影响课堂的严肃性。（如有的老师说："乖乖，这么多人"）。真正良好的教态应该是自然、大方、庄重而不呆板，风趣而不滑稽，灵活而不出格，随和而不失雅。这样才能达到学生对老师既可亲，又可敬；既有严，又有威。

6. 上课时，老师的精神还需要饱满。声音要洪亮，目光要有神，要面向学生。目光、眼神一定去与学生产生情感上的交流。这样既可以吸引学生，又可以从学生目光中，得到"反馈"的信息。否则，不看学生，左右上下目光无着，或者盯着某一个学生、一个地方看得很久，或者低头宣读讲稿，很少抬头，都会影响教学效果。

（四）争当一个学生满意的教师，才会无愧于自己的职业

要想当一个满意的教师，必须知道什么教师是学生不满意的教师。当然随着年龄的增长，学生们对教师的评价标准也在不断变化。小学生常以老师是否严厉来评价；中学生常以老师讲的是否让人听得懂来评价；到了大学，由于大学生独立思考能力较强，对事物的判断思维较深刻，他们对教师有更全面的评价标准。对心目中满意的教师，常常佩服之至；对于心目中不满意的教师，则会产生抵触行为。那么大学生不满意什么样的教师呢？

第一种是不把教书当回事的教师。有的教师身在曹营心在汉，课不好好备，不认真讲，作业不细致改，动不动就说有事而提前下课，有时一节课只讲半节，剩下的半节让学生上自习。有些教师上课手机不断地响，下课就忙生意，炒股票，在外坐诊，则更令学生不满。

第二种是照本宣科的教师。照本宣科的教师形同虚设，尽管有的老师看着书讲，有的老师背着书讲，其区别只不过是熟练程度而已。不少大学生对待照本宣科的老师的态度是不听，你在讲台讲你的，我在课堂上看我的、玩我的。

第三种是讲课过细、过详的教师。这种老师心是好的，生怕学生听不懂，记不住。但许多大学生对此很不以为然。因为大学课堂主要是训练思维、自学能力和分析能力，讲的过细、过详，无益于教学双方。学生总是毫不费劲就能学会，自学能力就总也培养不成。一名优秀的教师，从不把单纯讲授知识作为主要目的，而是以知识为载体，进行思维教育、方法教育和素质教育。

第四种是知识面狭窄的老师。知识面窄是一些教师难以与学生对话的障碍。有的教师只知道所授课程的知识，而对于其他学科的知识尤其是一些新知识知之甚少。当今的大学生生活在一个改革开放的社会，他们希望自己的老师知识渊博，能在各个方面帮助自己。高等学校要为新世纪培养复合型人才，倘若教师本身就不是复合型教师，岂能培养出复合型的学生；倘若教师本身的知识陈旧，教出来的学生则难以适应迅速发展的社会和日益激烈的竞争。所以教师是一个令人尊敬的职业，教师要无愧于自己的职业。

总之，不论哪个学科，哪个专业的教师，除掌握以上内容外，还要系统掌握教学中的"六性"。

一是叙事说理，调理清楚，言之有据，全面周密，具有逻辑性；

二是描述人物，有声有色，情景逼真，细腻动人，具有形象性；

三是范读谈话，情真词切，平易流畅，真挚感人，具有感染性；

四是借助手势，穿插事例，比喻新颖，生动有趣，富有趣味性；

五是发音准确，吐字清晰，措辞精当，惜话如金，富有精确性；

六是举一反三，弦外有音，留有余地，循循善诱，富有启发性。

综上所述，当一个医学领域的好老师，必须有扎实的理论造诣，丰富的临床经验，成熟的教学艺术，认真的备课态度。在坚实的爱岗敬业的思想主导下，只要把这些贯穿到整个教学过程中去，不仅能够提高教学质量，符合教学大纲的要求，还会赢得一个大学生最满意的优秀教师称号。

二、"脑主神明" 辨析

近年来，有不少学者发表文章，提出"脑主神明"的观点，并上溯《内经》原文，下撷明清医家的有关理论，作为立论的依据。甚至有的教材也曾载道："根据现代生理学的认识，人的精神思维活动是大脑的功能，即大脑对客观外界事物的反映。由于历史条件的限制，古人没有认识到精神意识、思维活动是脑的功能，而误把这些活动归之于心"。究竟是心主神还是脑主神？溯源于《内经》，笔者有以下认识。

（一）"脑主神明"立论不足

倡"脑主神明"者，其论据概括说有两个：一曰"头者，精明之府"；二曰"脑为元神之府"。然笔者认为，这两种论点俱不能说明脑有主神明之功，对此，有必要作以剖析。

"头者，精明之府"一语出自《素问·脉要精微论》，正确理解本句的关键主要是对"精明"一词的理解，脑主神明者认为"精明"即"神明"，头为"神明"位居之处。脑位于头颅之中，故脑主神明。然若细玩经文，就不难发现这种观点与经义是相悖的，本句是在论述"五府"时提出来的，此处的"五府"，为贮藏脏器或组织器官的位置，原文中谈道："夫五脏者，身之强也。头者，精明之府，头倾视深，精神将夺矣；背者，胸中（在此指心、肺）之府，背曲肩随，府将坏矣；腰者，肾之府，转摇不能，肾将惫矣；膝者，筋之府。屈伸不能，行则偻附，筋将惫矣。骨者，髓之府，不能久立，行则震掉，骨将惫矣。得强则生，失强则死"。可见其他四府分别是"心肺""肾""筋""髓"之居处，而心肺、肾、筋、髓都是人体有形可见的内脏或体表组织、器官，若将"精明"理解为无形的"神明"功能，显然与下文义及对仗工整的句式不符，而将其理解为眼睛则与之较为贴切。其实，对于什么是"精明"，该篇已做了明确的解释，前文曰："夫精明者，所以视万物，别白黑，审短长"。可见是"精明"当指"眼睛"无疑，正如姚止庵说："精明以目言"。那么《内经》为何可将眼睛称作"精明"呢？这是因为"五脏六腑之精气皆上注于目"（《灵枢·大惑论》）的道理，也就是说，目为脏腑精气彰明之处，故曰"精明"。眼睛位于头颅，当然头为眼睛的所在地，亦即"头者，精明之府"。正因为眼睛为脏腑精气彰明之处，而神乃脏腑精气所化，因此，两目为神的重要显露之处，故临床望诊察神时，主要是望目睛。两目有神，视物清晰，是精、气、神充沛的表现；若目陷无光，头垂不举，则为精、气、神衰竭之征，故曰"头倾视深，精神将夺矣"。可见，以"头者，精明之府立论"脑主神"，是不符合《内经》原义的。

"脑为元神之府"，是李时珍在《本草纲目·三十四卷》中分析"辛夷"的功能主治时提出来的，脑主神明者也借以作为立论的主要依据，错误地将"脑为元神之府"理解为"脑为神藏之处"。其实，"神"在这里指"精气"；元，原也，真也。"脑为元神之府"，即脑为真精聚集之处。《灵枢·海论》云："脑为髓之海"，《素问·五脏生成》亦云："诸髓者皆属于脑"。髓为肾中真精所化，素有"精髓"之称。肾中精气化生髓汁，假脊上汇于脑，充填颅腔。《灵枢·经脉》言："人始生，先成精，精成而脑髓生"。这是说髓为肾精所化，髓既化生，上汇于脑，脑聚真精所化之位，故可云为真精聚集之处。需要指出的是，脑聚的"真精"尚需后天水谷之精的不断供养，故这里的"神"，也包括水谷之精微。如《灵枢·平人绝谷》云："神者，水谷之精气也"。水谷之精微籍肾化为真精，上充成为脑中"元神"，是先天赖后天以养也。李氏深明经训，并将之指导临床用药，他认为辛夷之所以能治"鼻塞涕出""鼻渊、鼻䘌"，是因为"鼻气通于天，天者，头也，肺也。肺开窍于鼻，而阳明胃脉环鼻而上行，脑为元神之府"。这就是说，脑为精气聚处，鼻上通头颅脑橄，古人认为，鼻病多因于脑，如《素问·气厥论》："胆移热于脑，则辛頞鼻渊"。王冰注云："脑液下渗，则为浊涕，涕下不止，如彼水泉，故曰鼻渊也"。张志聪也说："盖脑为髓之海，髓者，骨之充也。脑者，阴也，故脑渗则为涕"。故治"鼻渊、鼻䘌"之病，必先升阳通脑，宣通肺气，使脑中真精不再妄漏为度。而"辛夷之辛温，走气而入肺。其体轻浮，能助胃中清阳上行通于天（头脑），故有此功。"此脑藏"元神"之本义，非云脑有主神之功耳。同时，纵观李氏之《本草纲目》，仍倡"心主神明"，而"脑主神"说，几无一言，这在他治疗神明病变的用药中可以得到印证。如治健忘用"人参开心益智，令人不忘"；"石菖蒲开心孔，通九窍"；"山药镇心神，安魂魄"；"莲实清心宁神"等。再如治惊悸一证，选"知母定心安魂魄"，天南星治疗"心胆被惊，神不守舍"等。可见李氏论脑藏"元神"，果是从"精"而言，与心主神明论绝无乖背之处。

（二）"心"与"脑"中西医有别

"脑主神明"说的出现，其主要原因是将中医的"心""脑"概念与西医的"心""脑"概念等同了，以至于产生了理论上的分歧。众所周知，祖国医学与现代医学是两种不同的理论体系，两种医学在认识问题的方法上有很大的不同，以认识内脏的功能而论，西医多采用局部解剖观察，而中医强调的则是整体恒动观念。祖国医学的藏象学说，乃是以五脏为中心。六腑、奇恒之腑及体表组织、五官九窍的功能隶属五脏，这不同于西医解剖学中的各个实质器官。西医所说的"心脏"只具备推动血液循环一功；而中医所说的"心"功能范围广泛，不但包括了循环系统的功能，而且把现代医学所称的大脑皮质的功能也归属到"心"。但在明以后，随着现代医学逐渐传入我国，传统的"心藏神"理论开始受到挑战，如明·李梴《医学入门》即将心划为两种，"有血肉之心，形如未开莲花，居肺下肝上是也；有神明之心，……主宰万事万物，虚灵不昧是也"，为心主神、脑主神争论的肇端。至清代，西方医学理论进一步渗透，大有否定"心藏神"之势，如王清任在《医林改错》中说："人之记性，不在心在脑"。并进一步认识到："灵机记性在脑者，因饮食生气血，长肌肉，精汁之清者，化而为髓，由脊髓上行入脑，名曰脑髓。两耳通脑，所听之声归于脑；两目系如线长于脑，所见之物归于脑；鼻通于脑，所闻香臭归于脑"。显然，这些论述无非是以现代医学理论为据来认识人体的脏器功能，其实，说轻了是对中医藏象学说的特点不理解，说重了则是否定中医的藏象学说，实不足取。

至于"脑"，两种医学更是有截然不同的看法。中医学认为，脑是一个"藏而不泻"的奇恒之府，它与西医所说的主管精神活动的脑实质有着本质的区别。其实，中医所说的"脑"，实际指颅腔，这是因为奇恒之府的特点是形态中空似腑，功能藏精似脏。颅腔既形态中空，又贮藏由精髓汇聚而成的脑实质，符合奇恒之府的特点。从《灵枢·海论》"脑为髓之海，其输上在于其盖，下在风府"，《灵枢·经脉》"膀胱足太阳之脉，……其直者，从巅入络脑，还出别下项"等论述中可以看出，"脑"当指颅腔无疑。以其实质脑正居颅腔，其间髓汁为充，故将颅腔代称为"脑"，其主要功能是贮藏精髓。所以，若言"脑主神"，则是背离中医理论体系的。

综上所述，中、西医"心"、"脑"概念有本质的不同，前者为功能单位，后者指解剖脏器。因此，研究内脏功能要从整体观念出发，以能正确地指导中医的辨证施治为原则，不能将中西医两种不同的理论概念进行简单的对号入座，更不能用西医理论来取代中医理论。

（三）"心主神"名副其实

对心主神明，《内经》用了大量的篇幅从其概念、范围、生理、病理等诸方面都进行了较为详尽的论述，初步形成了一个较完整的理论体系。《内经》不仅确定了"神"藏之处，如"心藏神"；"心者……神明出焉"；"心者，神之舍也"等，而且对心主神明还从多方面进行了认识和探讨，从而进一步揭示了心与思维、意识、知觉、感觉、情感、记忆、智能、意志等人体功能之间的内在联系。如《灵枢·本神》："所以任物者谓之心"（心与思维）；《灵枢·五色》："积神于心，以知往今"（心与记忆、智能）；《灵枢·本神》："心有所忆谓之意，意之所存谓之志"（心与意志）；《素问·八正神明》："目明心开而志先，慧然独悟……昭然独明，若风吹云，故日神"（心与感觉、知觉）；《灵枢·本神》："心气虚则悲，实则笑不休"（心与情感）等。可见心主神明是《内经》论述心脏功能的理论核心。

心主神有其特定条件，在生理情况下，血液是神明活动的主要物质基础，如"心藏脉，脉舍神"；"血者，神气也"；"血气者，人之神"即此含义。正因为神明活动需要血液的时时供养，而心主血脉，其生化血液，鼓血运行之功，无疑是神明活动的根本保证，故神明之主，非心莫属。神明与心血密切相联，心血充盈，则神志清晰，思考敏捷，记忆力强，精神充沛，正如《灵枢·平人绝谷》所说："血脉和利，精神乃居。"大量的临床实践可以证明，精神情志方面的疾病，虽也可见于其他各脏腑，但总以病在心者居多，如心血不足，则见失眠多梦，健忘，神志不宁等症；若血热扰心，则可见烦躁不安、情绪不稳，或见发狂，甚则神昏谵妄，不省人事等。不仅如此，诸如痰火扰心、瘀血阻心、饮邪上泛及水气凌心等因素，也常导致神明失常之病变。这足以证明心脏主宰神明。不仅如此，而在治疗神明病变上，亦主要是从心论治。可见心主神明，不仅理论正确，而且符合临床实际。

三、浅谈气血的本质及其与现代医学的关系

气血是祖国医学理论体系的核心内容之一，在中医生理、病理、药理、诊断、治疗学中均占有极为重要的地位，是祖国医坛上盛开千年的一朵奇葩，它与中医学其他部分一样，是在当时历史条件下，长期大量临床实践的基础上，从宏观的角度总结整理出来的，一直有效地指导着临床。但是有关气血的本质是什么？它与现代医学有何联系？是目前医学界正在深入探讨的问题之一。下面笔者略陈管见，以供参考。

（一）气血之本质

1. 气血属性辨

血气一词较早的史籍记载见于《国语》。《国语·鲁语》上说："若气血强固，将受宠得没，虽寿而没不无为殃。"在这里血气指决定人的健康状况和寿命长短的重要因素。《左传》最早将"气血"用于医学，《左传·襄公二十一年》："楚子使医视之，复曰：瘠则甚矣，而血气未动。"意即人尽管很瘦，但血气未动不会危及生命，这里的血气不同于形肉，是生命内在的物质基础。之后血气概念开始广泛地用于医学领域。

气的概念在《内经》中使用极广，可以看作《内经》医学理论的基石。那么气研究是物质实体还是精神性的东西呢？《内经》所说的气种类很多，如天气、地气、风气、寒气……还有人身中的营卫之气、脏腑之气等等。这些气虽然无形无状，但不是虚幻的，不是超越感觉的如风气实际就是大气的流动。《素问·阴阳应象大论》说："地气上为云，天气下为雨，雨出地气，云出天气。"就是说天地之气与云雨之物是一脉相通的。所以《内经》总括地说"善言气者，必彰于物"。从《内经》对气及气与物间关系的描述可以看出，《内经》所言之气是肉眼不能看见的极其微小的物质微粒。

《内经》在解释气与人体之关系时，认为"人以天地之气生，四时之法成"。"天食人以五气，地食人以五味，五气入鼻，藏于心肺，上使五色修明，声音能彰，五味入口，藏于肠胃，味有所藏，以养五气，气和津液相成，神乃自生。"即人必须依赖天之五气，地之五味，才能生存。气既是构成人体的最基本物质，又是维持

人体生命活动的物质基础，说明了人与气密不可分的关系。

何谓气？何谓血？《灵枢·决气》分别概括为："上焦开发，宣五谷味，熏肤，充身，泽毛，若雾露之溉，是谓之气"；"中焦受气取汁，变化而赤是谓血"。把血看作是"赤色"的物质，把气看作是具有"熏肤、充身、泽毛"功能的雾露般的物质。

人体之气又有：①元气（真气）：《灵枢·刺节真邪》说"真气者，所受于天，与谷气并而充身者也"；②宗气：《灵枢·邪客》曰"宗气积于胸中，出于喉咙，以贯心脉而行呼吸焉"；③营气、卫气：皆由脾胃中的水谷精微所化生；④脏腑之气、经络之气等，由元气所派生。总之这些气的生成不外乎肾中精气所化，水谷之气所生，自然界清气所入三个方面。而这三种气皆为其微小的物质微粒，均具有物质性。如肾中之精气来自父母，藏于肾中，它具有生命体的各种信息和遗传物质，能够化生出人体的各部组成。经云："两精相搏，合而成形，常先身生是谓精"。"人始生，先成精，精成而脑髓生……"这说明先天之精是构成人体的基本因素。现代遗传学证明，父母通过生殖细胞，把带有遗传信息的 DNA 传给子女，有了一定结构的 DNA 便产生一定结构的蛋白质，由一定结构的蛋白质，便带来一定的形态结构和生命特性。假若肾中之精气中没有 DNA 分子的存在或 DNA 分子畸形，将不会有生命体的生成或出现生命体的畸变。这就说明肾中精气是物质的。肾中精气—具有生命体的各种信息和遗传物质，能化生出人体各部位组织，是构成人体的决定因素。

水谷之气，即水谷的精气。《素问·阴阳应象大论》说："谷气通于脾。"《灵枢·营卫生会》也说："人受气于谷，谷入于胃，以传于肺，五脏六腑，皆以受气……"谷气通过脾的运化，上输于脾而散布到全身，营养五脏六腑，四肢百骸，以及皮毛筋肉等各个组织器官，以维持人体的正常生命活动。故李东垣在《脾胃论》中说："人受水谷之气以生，故以胃气为本"。人若无后天水谷的供养则难以生存。故《灵枢·五味》曰："谷不入半日则气衰，一日则气少矣。"所以谷气—水谷之精微，既是人体赖以生存的营养物质的主要来源，又是其他气化生的物质基础。

自然界吸入的清气，即天气，它是指大自然中的新鲜空气，亦是人类赖以生存的物质基础之一。《素问·阴阳应象大论》说"天气通于鼻"，鼻吸入新鲜的清气后，通过肺转输到全身，为各组织器官功能获得能量所必需。故《素问·六节藏象论》又说："天食人以五气。"说明"天气"是人体行使呼吸运动的物质基础。目前化学家似已能模拟空气，合成氨基酸、核酸、腺嘌呤等生命所需的基础物质。这些研究成果已能初步证明，生命来源于原始的"天气"。假若空气中之营养成分（氧气等）缺少或缺如，将会影响人类之吐故纳新，甚则造成呼吸运动衰竭，危及人体生命。

至于脏腑之气和经络之气，实际上都是元气所派生的，是元气分布于某一脏腑或某一经络，即成为某一脏腑或某一经络之气，它属于人体元气的一部分，既是构成脏腑经络的最基本物质，又是推动和维持各脏腑经络进行生命活动的物质基础，并非指脏腑或经络之功能。例如心，它的功能表现是主人身之血脉。但心脏只是一个实质脏器，它的正常搏动还依赖于心气的推动，心气充沛才能维持正常的心缩力、心率和心律，血液才能在脉内正常地运行，周流不息，营养全身。故心气是心脏行使正常功能的物质基础，并非指心脏之功能。余脏类推。试想如果心气指心功能，脾气指脾功能，那么心主血脉和神志，脾主运化和升清，又指的是什么呢？就好像三羧酸循环以糖、脂肪、蛋白质为原料，最终产生能量，但这并不等于糖、脂肪、蛋白质就是能量一样。同样也不能认为以心气、脾气为基础产生了心主血脉、脾主运化等功能，就可以说心气是心功能，脾气是脾功能等。

也即是说，脏腑之气乃脏腑功能活动的物质基础，非脏腑之功能；经络之气乃经络功能活动的物质基础，非经络之功能。

总之，无论元气、宗气、营气、胃气、脏腑之气和经络之气等均是指不断运动着的精微物质，它是人体生命活动的最基本物质；血液是指脉管内流动的红色液体。人身充满了气血，人体片刻也离不开气血的营养作用，正如《内经》中说"出入废则神机化灭，升降息则气立孤危"。

2. 气与血的关系

气属阳，血属阴，"气主煦之，血主濡之"简要地概括了气与血功能上差别，但血和气又存在着"气为血帅，血为气母，气行则血行"的密切关系，但对此怎样理解有不同的见解，余以为"气行则血行"所指的气应当是心气和经络之气，此气乃心气（心脏功能活动的物质基础，"心主身之血脉"的原动力）之推动经络之气（经络功能活动之物质基础）统摄调节，因为只有心气不虚，心脏无损，心主血脉正常，心才能有足够的收缩力，以排除足够的血量；另外还必须有经络之气的充盛，外周神经的调节，血管平滑肌的舒缩才能有序有力，才能推动血液在脉管内运行。现在有实验证明心气虚的病人静息态的心搏出量显著低于正常人，说明心气虚时，心脏行使其功能无物质基础，而致舒缩无力，心搏量减少。并有人发现气虚病人，红细胞电泳速度较正常对照组减慢，电泳时间相应延长，说明血液有形成分间的聚集性有所增高，已存在有血瘀的倾向，亦说明气虚而致经络之气不足，无力推动血液在脉管内运行，血行缓慢而瘀滞。故心气、经络之气有推动血液在脉管内运行的功能。现代生理学家亦充分肯定了古人"心主身之血脉"论断的科学性。

血是气之母，是指血是气的载体，并给气以充分的营养。前已述及气为活力很强的流动着的精微物质，易于逸脱，需依附于血和津液而存在于体内，到达五脏、六腑、经脉、四肢，成为名称不同的脏腑之气或经络之气，从而产生不同的功用。如血虚时呼吸之气缺乏载体，不能被运送到各脏腑组织，脏器缺氧，就会出现代谢紊乱，最终导致脏腑虚损等。

3. 经气与卫气的关系

气血在体内的运行，主要表现为卫气与营血的流通情况，而营卫的运行必赖经脉为其通道，故《灵枢·本脏》说："经脉者，所以行血气而营阴阳，濡筋脉而利关节者也。"外周神经与血管在中医宏观生理学统称为经脉，气血在脏腑中和经脉间不断地运行，调节脏腑阴阳，供给经脉关节的营养，感应传导及调节人体各部分机能，经脉实现这些功能的物质基础是经气。经气何指？《素问·离合真邪论》曰："真气者，经气也，经气太虚故曰其来不可逢，此之谓也。"这就明确地指出，经气是由"真气"所派生的。《素问·经脉别论》又说："食气入胃，浊气归心，淫精于脉，脉气流经，经气归于肺，肺朝百脉，输精于皮毛。"进一步说明经气乃水谷精气所派生。水谷精气乃卫气营血生成的物质基础，那么经气与营卫有何关系呢？

中医学认为卫气属阳，营血属阴，两者都在经脉内运行，循环不休，一昼夜五十周。营与营血所指是同一的，但卫气何指？《灵枢·卫气》说："其气内干五脏而外络肢节，其浮气之不循于经者为卫气……"《素问·五脏生成》又说："人有大谷十二分，小溪三百五十四，少十二俞，此皆卫气之所留止，邪气之所客也，针石缘而去之。"《素问·八正神明论》又说："凡刺之法，必候日月星辰，四时八正之气，气足乃刺之，是故天温日明，则人气淖液而卫气浮，故血易泻，气易行……月廓空，则肌肉减，经络虚，卫气去，形独居。是以因天时而调血气也。"从上论可知针灸所调之气乃卫气，施针时要密切注意卫气之留止和盛衰，方可针到"得气"，消除病痛。"得气"即得经气，《素问·宝命全形论》曰："经气已至，慎守勿失"。《素问·针解》又说："经气已至，慎守勿失者，勿变更也。"这些均说明得气乃经气来至。上已述及针灸所调之气乃卫气，而针下得气乃经气来复，经气由水谷精气所派生，乃经脉行使其功能之物质基础。卫气亦由水谷精气所化生，故经气可能是卫气的一部分，但因卫气有弥散于皮肤分肉之间者，故卫气并不等于经气。

4. 从"三论"看气血联络与调节功能的实质

"三论"即控制论、系统论和信息论。《内经》认为人体内部各种脏器、组织及四肢百骸之间有密切的联系，实现这种联系的就是气血，气血沿经脉循行将营养物质、内分泌激素和免疫物质等输送给脏器组织发挥作用，产生生理效应。但气血沿经脉循行是一个周而复始的循环圈，在此循环过程中不断地产生自动调节和控制作用。这种自动调节和控制作用是通过信息的传递而实现的。笔者认为气实际上就是信息的载体，可行使调节功能使机体各部与机体内外环境保持动态平衡。

人体之"气"平时看不见，摸不着，又由于缺乏现代科学之研究，很难理解。但气功师发功时，用仪器测量，可确切测出其物理量。例如发现有红外线辐射，它可能是信息载体，练气功者本身会感到有热感，"气"所到之处可以治疗疾病，并使人感到舒服，只是因为"气"所携带的信息起调节作用而出现这样的效果；近年来国内气功研究报道，练功者能提高机体免疫功能，减轻化疗产生的副作用，这说明气是一种信息流，人体片刻不能没有这种信息流的调节作用，一旦信息流停止运动，生命也终止。从上论述可知"气"是作为信息载体行使生命的基本功能的。

在应用针灸治疗疾病时，同是一根针，只是由于施针手法不同，却可产生"补"和"泻"两种截然相反的效果，这是因为施针手法不同，就将不同的信息输入人体，人体按照一定的编码，将这些信息交换成"气血"的不同形式，沿着经络传导到全身，引起相应组织的反应，从而产生不同的治疗效果。同样道理针刺、艾灸、按摩等不同的施治方法，可以向人体输入相同的信息内容，产生同样的治疗效果。

由此可知《内经》所描绘的藏象经络，是人体这个自控系统被简化了的模型，气血在这个自控系统中扮演了信息及载体的角色，腧穴是医治信息的输入端，又是机体内信息的输出端，经络是传递信息的通道。总之，人体是脏腑组织、四肢百骸、五官九窍等组成的整体功能系统，它们之间存在着复杂的功能联系。其调节过程是借助于气血所携带的信息进行的，并且有自动控制性质，使得各部间的生理功能相互配合，维持内环境的稳态，以适应内外环境变化。气血调节作用与天人相应，脏腑形体统一而气血为中介，疾病的治疗就是调节气血。调节通路多样，调节机制复杂，调节作用可控，皆体现了"三论"的方法。

（二）"气"与现代医学的联系

随着自然科学和社会科学的不断发展，人们对中医学"气"的本质的客观化研究发生了浓厚的兴趣，近年来，现代医学的发展揭示了气的某些现象和本质，说明气是物质的，并有其特定的物质基础和功能。

一般认为寻找气的客观指标是相当困难的，但从哲学观点和医学实质看，气应是在一定的物质基础上产生的运动形式，任何物质都有运动，任何运动也必有物质，结构形态和机能统一是一个整体，不能分割。古人感知气存在的一种最直接的方法是在练气功时会自我感到气在人体中运动；近年来，我国科学工作者也陆续地发现了气的物质性。例如气功师发气时，他的劳宫、印堂、百会附近可测到脉冲信号，在练功时有热气团的运动。早在 1991 年，人们便首次用科学的方法证实了皮肤辉光的存在，至于其原理目前尚未做科学的解释。曹氏还发现健康人体皮肤辉光鞘大小的日夜变化规律，就阴阳盛衰而言，从晚上到白天由小变大，由弱变强，和卫气日夜运行的变化规律一致，中等量体力劳动后，卫阳得以激发，辉光鞘增大（$P < 0.05$）据此认为辉光鞘的客观存在，将揭示卫气的某些现象和本质，说明卫气不是一个抽象的理性概念，而是物质运动的表现形式。龚氏认为体温既是气化的产物，

又是保证气化正常进行的内在条件。据观察，室温5℃时，健康人皮肤表面0.5厘米处7℃，比外界高2℃，得知人体表周围存在着一个巨大的热能场，推测可抵御寒冷的巨大热能场可能是"卫气"的本质之一。有人提出"气"是ATP中的生物能的概念在逻辑上并无矛盾。另外从补气药的分子药理作用，也可说明气的物质性，目前科学界公认DNA为生命遗传信息的物质基础，而实验证明中药"生脉散"能广泛调节内脏细胞的DNA，尤其是生脉散能增加一般情况下极难增加的心肌DNA的合成；日本也有工作表明人参等单味补气药，能增加肝脏RNA的合成，这就用分子生物学证明了气调整作用的存在。

正气和免疫力两者均起着抗御病邪，保持健康的作用，正气来源于先天，但靠后天得不断增长完善。而非特异性免疫也源于先天，在此基础上逐渐产生特异性免疫，从免疫学基础上理解"正气"，实质上表现为机体的抗病力，其物质基础可能相当于免疫学中的屏障结构，吞噬细胞，补体等等，因此近年来不少学者从机体的免疫力来探讨气的实质。据报道属肺气虚的呼吸系统疾病患者，淋巴细胞转化率为 $45.2 \pm 11.9\%$，正常对照组为 $68 \pm 7.3\%$。两组之间差异显著；另有报道呼吸道疾病肺气虚者血清免疫球蛋白 lgM、lgG 均低于对照组（$P < 0.01$）。湖南中医学院普查了356人白细胞、中性粒细胞和淋巴细胞的均数，结果是气虚组＜其他虚证组＜正常人组，且三组间 F 检验差异显著。另外气虚证在白细胞减少患者中的发生率明显高于白细胞不减少的患者，二组间的 t 检验也有显著意义。这些证明了气虚证与白细胞之间确实存在一定的关系，主要是由于防御机能减低所致。上述资料说明气虚时人体免疫功能低下。

对生命的认识，古人认为气是世界万物化生的根本，是生命的本源，气绝则死。生物的生长、发育和繁殖等都是气的作用。近代医学对生命的认识，认为新陈代谢是生命最显著的现象，机体的新陈代谢是蛋白质的新陈代谢，导致了机体的繁殖和进化，机体的新陈代谢一旦终止，生命也就随之终结，结果便是蛋白质的分解。在古今对于决定生命存在的问题上，前者认为是"气"，后者认为是蛋白质的新陈代谢，前者认为"气"绝则物死，后者认为这种代谢一旦终止，结果便是蛋白质的分解，前者认为生物的生长发育繁殖都是气的作用，后者认为是机体新陈代谢的作用。因此，可以认为蛋白质与周围自然界的不断新陈代谢决定了机体生命的存在、生长、发育和繁殖，这种代谢与祖国医学所说的"气"有相似之处。

（三）结语

中医学宏观"气"的概念是指机体生命活动的物质基础，血是指流行于脉管中的红色液体，气血和经络将人体的四肢百骸、五官九窍、五脏六腑等联系起来，形成一个特殊的自控系统，气血在这个自控系统中扮演了信息和载体的角色。气血是怎样调节机体各部的功能活动的，现代生理学认为机体各部生理功能活动主要由神经、内分泌和免疫系统来维持，由新陈代谢提供能量。因此我们认为中医学之气血包括现代医学之能量代谢、神经、内分泌和免疫系统的作用等。假如我们能用科学实验方法，充分肯定气血调节功能与现代医学之能量代谢、神经、内分泌和免疫系统之间的关系，再进行研究机体稳态调节的客观规律，那么就可以提高预防和治疗疾病的效果，为人类的保健做出更大贡献。

四、关于六淫阴阳属性的异议

六淫阴阳属性的明确划分，不曾载于《内经》《难经》等书中，究竟肇始于何代何人，尚有待考证。而其划分情况，是否有严密的科学性和广泛的实用性，笔者认为值得商榷。即如燥邪属阴，抑或是属阳，尚存分歧，自河间首倡"金秋虽属燥阴"之后，聚讼纷纭，争辩不休。可见六经是否有必要划分阴阳属性，尚有探讨的必要，本文就此略陈管见，管窥锥指，敬请斧正。

划分事物的阴阳属性，其依据大致有二，一者，事物本身的个体特异性。二者，阴阳学说的自身规律性。六淫之邪的个体特异性应从季节性，自然属性及致病性三方面而论，考察其季节性，自然属性及致病性是否具备特异性，从而可衡量划分六淫的阴阳属性是否具有理论上的科学性。但是六淫邪气并不具备季节上的明显界限和致病的明显特异性，且其划分的属性与阴阳学说的自身规律性大多不符，故应重新讨论六淫是否应划分阴阳属性的问题。

首从六淫的季节性而论，六淫邪气的季节性大部分是不明显。风、暑、湿、燥、寒，分主春、夏、长夏、秋、冬，应时而至者则为六气，并非六淫，六淫是六气太过或不及，它包括两个方面：一是指时限性，二是指程度。所谓时限性是指六气是否应时而至，程度则是指六气的轻重是否适度。其中与划分六淫属性有关的是其季节时限性。"至而不至，不至而至"是谓太过与不及，太过与不及均可致人以病，方可称为淫邪，既然非时而至，才是邪气，那么其季节时限性就不会明显，此其一。六淫致病在季节上也无明显的界限，诸如风应主春，但风邪致病，四时皆有；寒应主冬，但有暑月外感风寒；湿为长夏主气，《内经》中有"秋伤于湿"的说法，此其二。长夏主湿，久旱无雨则成燥，金秋主燥，秋雨绵绵则生湿，是淫邪所生，实乃关乎气候，而不关乎季节，是以邪气并非都与其季节严格对应，此其三。由此可见，六淫的产生在季节上并无明显的界限，因而也不能以四季的阴阳属性作为标准，来划分六淫的阴阳属性。

其次从六经邪气的自然属性而言，现行的六经阴阳属性的划分，与其并不相符。如长夏湿热蒸腾，酷暑炎热应属阳，而却把湿邪归属为阴；秋天敛劲肃杀，霜露熠熠，而却把燥邪归属于阳，这是划分的邪气性质与其相应的季节性不符。风为"阳邪"，吴瑭则指出："无论四时之风，皆带凉气"(《温病条辨·杂说》)，而凉属阴与风阳不符；寒为"阴邪"，石寿堂则指出："寒搏则燥生"(《医源·百病提纲论》)，燥属阳与阴寒不符，这是划分的六经属性与其自然属性不相吻合。

再从阴阳学说的法则而论，六经属性的划分，更存在着许多矛盾，阴以制阳，阳以制阴，阴能伤阳，阳能伤阴，这是阴阳学说的自身规律和法则，任何事物都可以阴阳来归属，毋庸置疑，但必须有一个标准，必须遵循阴阳学说自身的规律和法则。若将六淫之邪分阴阳，那么阴邪应伤人之阳，阳邪应伤人之阴，但实际并非如此。诸如"火为阳邪"，气亦属阳，《内经》却有"壮火食气"之说，暑亦属"阳"，气亦属阳，景岳却倡暑热伤气之论，与"阳盛则阴病，阴盛则阳病"不符，此其一。暑为"阳邪"，湿为"阴邪"，夏季暑湿之气当属阴还是属阳；燥为"阳邪"，凉为"阴邪"，凉燥又该属阳属阴，此属阴阳互混，概念模糊，此其二。以阴阳对立法则而言，六经划分阴阳，则兼邪之说，更是矛盾。风为"阳邪"，却能兼寒、热、燥、湿；湿为"阴邪"，却能兼寒、热，同性相兼，尚可说通，异性相并，殊觉难以成理，此其三。总之，既然要用阴阳属性归类事物，那么就必须遵循阴阳学说的法则，但对六经的划分属性，则有诸多的相悖之处，可见以阴阳归类六淫属性，并不恰切。

再从六淫致病表现而论，也并无个体特异性。六淫伤人，必须结合机体的病理反应，脱离了病人的个体特异性，就无从认识病因（林齐鸣. 也谈燥邪的阴阳属性[J]. 山西中医，1986，2（2）：41~42）。若据现已归划的六淫的属性，结合阴阳学说，那么"阳邪"应伤人之阴分，致阳盛或阴虚，而见热证（包括实热和虚热）；而"阴邪"应伤人之阳，致阴盛或阳虚，而见寒证（包括实寒和虚寒），但实际并非如此。诸如风邪伤人，"其人肥则风气不得外泄则为热中而目黄，人瘦则外泄而寒则为寒中而泣出"(《素问·风论》)；寒为"阴邪"，而阳明伤寒则多见实热之证；暑为阳邪，虽可致热、汗、烦、渴四大症，但亦可致阳气虚脱证；燥为"阳邪"，又有凉燥、温燥两证；湿为阴邪，又有寒湿、湿热之分，可见六淫致病，总是以病人的体质特异性为依据，与其淫邪的性质属阴还是属阳并无多大关系，六淫之邪致病无其明显的特异性，因而六淫划分阴阳属性并无科学依据。

综前所述，六淫之邪阴阳属性的归属，只是一个人为的片面的划分，六淫之邪既无严格的季节性，也无统一的致病性，而是以体质的阴阳从化为主要依据的，故其不具备个体特异性，而且与阴阳学说的规律又有互相矛盾之处。可以认为，六淫不能简单进行阴阳属性的归属，而应结合病人的体质状况，进行全面的认识。况且作为病因，七情内伤，饮食劳逸等并无归属其阴阳性质，但也不妨碍临床上辨证求因施治，这也否定了六淫划分阴阳属性的必要性。

六淫之邪阴阳的归属，不但没有严密的科学性，那么临床上是否具有实用性呢？

我的回答是否定的。首先从辨证来看，审证求因，对于外感病因的判断，是以其临床病因推理而得的，这些表现已经是内外因相互作用后的结果，由于内因为主导，所以不能反映出外因的真正特性，而禀赋强弱，体质盛衰，可使外邪发生从化之变，据此得出的邪气的特性归属阴阳，是完全靠不住的。诸如同为湿邪伤人，内热者成湿热，内寒者成寒湿。同为暑邪所伤，体质盛实成实热证，元气素亏者成虚脱证。同伤风寒，有汗出表虚者，并非寒不收引；有无汗表实者，并非风不开泄，体质使然也。所以淫邪致病，并不以其邪气的阴阳而致相应的病证，被归为阴邪者，不一定致阴证；被归为阳邪者，不一定致阳证，既然辨证以临床表现为依据，并不考虑邪气的阴阳属性，那么划归六淫的阴阳属性，并无多大价值。

再从治疗用药方面来看，立法和处方也不以阴阳属性为依据，并无阳邪用阳性药，阴邪用阴性药的一定之规，而是以邪气的自然特性为据。如散风邪则用辛凉或辛温，除湿邪则用苦寒或苦温，治热以寒，治寒以热，治湿以燥，治燥以润等，都是根据其自然特性立法处方的，与邪气的阴阳属性无关。因而可以认为，临床上辨证及治疗都无须考虑其病因的阴阳属性，而只依据证候辨证立法处方。可见归属六淫的阴阳属性，临床上并无多大实用性。如燥邪的阴阳属性至今仍争论不休，难以定论，而这并不影响对燥邪致病的正常治疗，这便是否定六淫划分阴阳属性的一个明证。阴阳学说虽是中医理论的说理工具，但不能生搬硬套。

据此，六淫之邪阴阳属性的归属，既无理论上的科学性，又无临床上的实用性。没有科学性，就不能以阴阳划分其属性；无实用性，就无须归属其阴阳属性。既然如此，六淫的阴阳属性之说可以休矣，如此既免去理论上的烦琐，又免得为其属阴属阳，争论不休，岂非两得之举乎？

五、情志致病的特点暨证治

众所周知，影响人体健康、致病的因素是多方面的，现代医学认为有药物、机械、体质、遗传、感染等物理、化学和生物学因素。祖国医学认为有外感六淫（风、寒、暑、湿、燥、火）、内伤七情（喜、怒、忧、思、悲、恐、惊）、疫疠、金刃、虫兽、跌扑损伤等。但以上因素，而七情是造成内伤病的主要因素，影响健康最大。

要了解情志（即七情）与健康的关系，以及致病特点，首先要了解一些医学心理学知识。医学心理学是医学和心理学在发展过程中形成的边缘科学，它既是医学中的一门新学科，又是心理学应用的新领域。人们内心世界的矛盾冲突，就是喜怒忧思等情绪失常，在这样的情况下，就可能造成心理创伤。这种异常的心理状态，不但有可能发展为精神领域的疾病，而且能够导致五脏、六腑各个脏器的功能失调，影响到身体健康。如高血压、胃溃疡、神经性呕吐、过敏性肠炎、梅核气、肝胃不和，以及妇科的痛经、闭经、月经不调、乳腺小叶增生等疾病，往往与情绪不好有密切关系。

据现代科学研究发现，癌症患者中，有相当一部分人曾有心理创伤和精神情志不舒的病史。有人调查过几百例中风患者的情况，其中有20%以上的人，曾有过忧愁、愤怒，或者特别兴奋的情况。这说明七情过极是诱发"中风"的重要因素之一。

又如情志变化对心脏病人的影响。有人统计，丧失妻子的男性中，冠心病的发病率高达40%。现在有人把情志异常所导致和诱发的疾病，称之为"心身症"。据初步统计，在普通门诊的病人中，有四分之一到三分之一的病人属于"心身症"患者，分布在临床各科。

现在大医院，大都建有心理疗法门诊、心身医学门诊。其疗法很多，从谈心疗法到精神分析疗法，从行为疗法到生物反馈疗法等，都很引人注目，并且疗效颇好。所以，现代许多医学家们，也不得不越来越注意人的精神世界与躯体疾患之间的本质联系。并且指出了现代医学忽视病人心理因素的偏向，于是产生了"心身医学"、"综合医学""人类医学"等新的医学思想和内容。

（一）七情为什么会影响人体健康，导致人体发病？

1. 何谓七情：七情，即是喜、怒、忧、思、悲、恐、惊，七种情志。是人体在正常情况下，随着不同环境和不同条件的刺激而产生的七种情绪反应。比如，当我们看了喜剧、小品，或者听了相声，容易使人喜笑；遇到不合理的事情又容易发怒；反复考虑问题则多思；遇到很难解决的问题时容易忧愁；当不痛快时，愈感发悲；遇到恶劣险境时易惊；若干些违法乱纪事情后而易恐。

2. 情志为什么会置人于病：情志在一般情况下，属于正常的精神活动，无碍健康，不会置人于病。但若过度的悲伤、暴怒、狂喜或强烈的精神刺激，或处于长期持久的、无法摆脱的抑郁忧虑及惊恐不安等心理状态下，均可引起脏腑阴阳失调，气血功能紊乱，气机升降失常，经脉阻塞而导致疾病，或者促使某些疾病发展、恶化。所以，中医有"内伤七情"之说。《金匮》上又把六淫致病称为"大邪"，七情致病成为"小邪"。这也说明七情过极可以伤内，置人于病。

（二）七情与内脏的关系

七情与内脏的关系主要在于五脏精气是七情的物质基础，要了解这个问题，必须从"神"讲起。

"神"，即是神志，亦即是人的精神意识思维活动。喜、怒、忧、思、悲、恐、惊七种情志，是精神活动表现于外的七种不同反映。"神"，是生命活动的总体现，而生命活动是五脏六腑等各个组织器官功能活动的总和。脏腑功能活动的物质基础是五脏所藏之精气，五脏精气能濡养五脏，产生生理活动，脏腑生理活动的总体现是生命活动，生命活动的外在表现是精神情志，而精神情志变化的形式是喜、怒、忧、思、悲、恐、惊。故《素问·阴阳应象大论》上说："人有五脏化五气，以生喜怒悲忧恐。"此所指的"五气"即脏腑机能之气，亦即是指心、肝、脾、肺、肾五脏的功能活动而言。"喜怒悲忧恐"，即是所说的"五志"，如张景岳说："五气者，五脏之气也，有五气以生五志。"《素问·阴阳应象大论》又说："肝……在志为怒"，"心……在志为喜"，"脾……在志为思"，"肺……在志为忧"，"肾……在志为恐"。这已经很明确的说明了五脏与五志的关系，即怒为肝之志，喜为心之志，思为脾之志，忧为肺之志，恐为肾之志。《素问·宣明五气》也说："心藏神，肝藏魂，肺藏魄，脾藏意，肾藏志。"

所谓"心藏神"的道理：其一，祖国医学认为心是主宰五脏六腑生理活动的脏器，为生命活动的中枢，是精神意识的发源地，对外来事物的刺激而产生的思维，主要以心来主持和体现；其二，是因为心主宰血液运行，血液是神志的物质基础。《内经》上说："心藏脉，脉舍神"，"血气者，人之神"，"心者，生之本，神之变也"，"所以任性物者，谓之心"，"心者君主之官，神明出焉"等等，均是从不同的角度阐述"心主神志"，"心主神明"，"心藏神"的含义。

所谓"肝藏魂"，魂，属于精神活动。肝主谋虑，主疏泄。"疏泄"的一个内容即是疏泄气机，调节精神。气机是脏腑功能活动的基本形式，气机畅通与否，不仅影响着脏腑功能，而且也关系到精神情志的变化。因此，肝疏泄正常，气机和调，气血和平，则心情舒畅，精神愉快；肝疏泄失常，精神抑郁沉闷，或者过亢兴奋，则出现一系列的心情不悦，精神不愉快的表现。临床常见的肝病患者，往往有神志不安、多梦、易惊等症状，此即是"肝不藏魂"。

"肺藏魄"：古代"魄"与"白"同用。白属肺，故"肺藏魄"。"魄"，是属于精神活动的一部分。人的一些知觉和动作，就是"魄"作用的结果。《类经·藏象论》指出："魄之为用，能动能作，痛痒由之而觉也。"实际上"魄"是人的一种本能感觉和动作。

"脾藏意"，是指意念，是一种思维活动。《灵枢·本神》曰："心有所忆谓之意。"从临床的表现看，指思虑过度伤脾而产生的一些病症而言。比如面黄肌瘦，精神恍惚，食欲不振，失眠，多梦等症，皆为"脾不藏意"的结果。

"肾藏志"："志"有"专意而不移"的意思。古通"忆"，指记忆力。因肾藏精，精生髓，髓聚为脑，脑为"元神之府"，故"肾藏志"。人的专心致志，坚定毅力和考虑问题的成熟程度与肾有一定的关系。

（三）七情致病的特点

上述已论，内在脏腑的功能活动是气机作用的一部分，脏腑功能活动的外在表现是精神意思，即七情的产生和变动。所以，一旦因某种原因使精神情绪变化异常，可直接影响到气机的升降形式，致使脏腑功能紊乱，阴阳失调。

比如：大怒可引起机体之气上逆；过于悲哀能致使气机消散；忧虑太过则导致气郁；过于思念则使气结；惊吓则气乱；恐惧则气下；狂喜能使人气缓乏力。故《素问·举痛论》曰："百病生于气也，怒则气上，喜则气缓，悲则气消，恐则气下，惊则气乱，思则气结。"

既然情志过极可导致气机紊乱，那么内脏病变亦能引起情志的异常，比如：肝阳偏盛往往急躁易怒；肝气虚衰多出现胆怯而恐；心血不足可导致心神错乱，烦躁欲哭；心经有热多见喜笑不休；肾精不充多呈现如痴如呆，议而不决。故《内经》云："肝气虚则恐，实则怒"，"血有余则怒，不足则恐"，"神有余则笑不休，神不足则悲"。

（四）七情致病的常见症状和预防治疗

不同的异常情志变化，可影响不同的脏器，产生不同的病理机制和症状反映。

1. 暴喜暴乐则伤心气缓：喜，本来是心情愉快的表现，喜则意和气畅，营卫舒调，不仅不影响健康，反而对身体会有许多好处。但是如果喜乐过度，超越了正常的限度，则能影响心脏功能，使之气血涣散，不能濡养心神，证见心悸、失眠、多梦、哭笑无常、精神恍惚，甚至出现狂躁妄动，打人骂人等精神错乱的症状。治宜镇心安神，方用朱砂安神丸（当归，生地，黄连，朱砂，炙甘草）或磁朱丸（磁石，朱砂，神曲）、甘麦大枣汤、复方甘麦大枣汤（甘麦大枣汤加茯苓、清半夏、磁石等）。预防方面，不要暴喜暴乐，喜怒不形于面，对什么喜乐之事，要有抑制能力，还要记住，物极必反这个道理。

2. 大怒不止，伤肝气上：人一旦遇到不合理的事情，或事不遂心，或事与愿违时，往往愤愤不平，恼羞成怒，这也是正常的生理现象。但如果暴怒不止，或大怒持久，在短时间内不能得到缓解时，则能影响肝的疏泄功能，使肝气郁结，气血紊乱或上逆，就容易出现精神抑郁，头昏头痛，眩晕耳鸣，烦躁易怒，胁肋疼痛，脉弦。妇人乳房结块，少腹胀痛，月经不调或经闭，有些病人亦可见到善太息，咽中如梗塞等症状，若血随气上冲，可出现面赤、吐血、呕血或猝然昏倒等症。治宜疏肝理气。方用逍遥散或龙胆泻肝汤，或柴胡疏肝散，或金铃子散，或丹栀逍遥散治疗，根据不同患者，症状不同而加减用药。在预防方面，要仔细想想，发怒是不解决问题的，对一个领导来说，发怒是无能的表现。

3. 悲哀太过，伤肺气消：悲，是由于哀伤烦恼，苦痛而产生的一种情志。正常的悲痛啼哭落泪，不仅不致人于病，反而对机体有好处。比如当浓烟进入眼睛，或切葱的时候流泪，它能保护视力。若因失望或失恋时动感情的哭泣，它能减轻痛苦，能清洗体内紧张时所产生的化学物质（这种化学物质有升高血压，影响消化，加速心跳的作用），有人还说，哭泣可以防止在感情不痛快的时候血压升高，消化不好，心动过速等病。但若悲哀不止，雨泪千行，痛哭流涕，久而不节，都可以损害内脏，如《素问·举痛论》上说："悲则心气急，肺布叶举，而上焦不通，荣卫不散，热气在中，故气消矣。"相反亦有因内脏病而致悲的情况，如《灵枢·本神》上说："心气虚则悲。"总之，不论过悲而损害内脏或者内脏病变而致悲，均能造成肺气抑郁，耗气伤阴。出现胸胁满闷，形体消瘦，气短乏力，颜面㿠白等症状。治则：前者行气开郁，后者养血安神。方选：前者宜半夏厚朴汤（半夏，厚朴，茯苓，生姜，苏叶），后者宜安神丸加味。在预防方面，可以找个地方大哭一阵，或找朋友谈谈心，或者出去旅游看山玩水。

4. 忧思过甚伤脾，气郁气结：忧，是情志沉闷抑郁状态，是集中精力考虑问题的表现。如果忧思过甚或时间过长，也能造成脾气壅郁，运化无力，出现食欲不振，恶心呕吐，嗳气，脘腹胀满，大便不实，妇女经闭，或崩漏等证。也正像《灵枢·本神》所说："忧愁者，气闭塞而不行。"治宜调和肝脾，方用四逆散或逍遥散。怎样预防，我想当一个领导，不能不思，但不能忧思，多思，要干脆一些，不要犹豫不决。譬如有些领导处理问题，老是议而不决，决而不行，行而多变，这不是好领导。还要知道这对身体也不利。

5. 惊恐伤肾，则气乱气下：惊，是猝然遇到非常之变，而致精神上突然紧张的表现。若骤遇险恶，突临危难，目击异物，耳闻巨响等，皆可出现惊的神志。恐，是惧怕的意思，是精神极度紧张的表现。严格说来，惊与恐是有区别的，"惊者，为自不知，恐者自知也。"但不论惊与恐，其甚者，均能伤肾，使肾气不固，出现二便频数或失禁。治宜固肾涩精之法。小便频数可选用桑螵蛸散（桑螵蛸，远志，菖蒲，龙骨，人参，茯神，当归，龟甲），大便失禁可选用四神丸（破故纸，五味子，肉豆蔻，吴茱萸）加味。在这个问题上，希望同志们要有领导的气派，要大气，干工作，讲话，对了就这样办，错了就改，有责任自己承担，不推托脱责任，哪怕坐几年监狱，出来还是好同志，所以有这样的胆识，遇事就不会惊慌失措。

（五）体会

1. 情志的异常，对内在气机的升降形式和气血的功能活动，均有不同程度的影响，见到的症状，有轻有重，有缓有急。对五脏的影响也很明显。"怒伤肝，喜伤心，思伤脾，忧伤肺，恐伤肾。"但根据临床观察，其影响心、肝、脾三脏为之多见。尤其是首先犯心，然后分别影响其他脏器，出现种种的功能失调，产生一系列的证候表现。因为"心者五脏六腑之大主也……故悲哀忧愁则心动，心动则五脏六腑皆摇。"这就启示我们在治疗七情为患的证候时，不论影响某脏某腑，都应考虑到首先宁心，为其治疗前提。

2. 七情致病，女多于男。但妇女绝经期，所见到的烦躁易怒，血压忽高忽低，肥胖，乏力，自汗，浮肿，腰酸等等症状，要与单纯的情志失常而导致的病变区别开来。男子亦有"绝经期"，或者"中年男子过渡期"，大多数在 40 岁左右，但有些人甚至到 50 岁尚未出现。男子"绝经期"的症状表现是失眠，疲劳，焦急，阳痿，食欲减退，嗜好烟酒，高血压，偏头痛，多疑症等等。对这些症状，亦不要认为是七情过度导致的结果。

3. 治疗此类病变，必须结合做思想工作，服务态度要好，切忌恐吓患者，多鼓励、表扬，少批评指责。让患者树立治疗信心，尤其是有些女性患者，心胸狭窄，更应该讲究方法。要了解患病原因和治疗经过，注意给病人保密。辨证要准确，用药要灵活，尽量掌握病人的心理活动，不要让病人精神上再受任何刺激。要耐心细致，急病人所急，痛病人所痛，能做到这些，就是治愈情志为患的保障。

六、关于"证"的研究思路

（一）研究"证"的意义

医学就是要认识疾病、剖析疾病、解决疾病，中医认识、剖析、解决疾病从哪里着手呢？其关键是什么呢？就是"证"。故辨证论治是中医的精髓，是中医特色的集中体现。中医称临床又谓临证，中医治疗任何疾病，都必须先辨证，而后确立治则治法，议方用药。所以对"证"的理解与否、深浅程度，是衡量一个诊断技术高低的问题。

既然认识、理解、把握、运用"证"是学习中医的一个至关重要的环节，所以我们就应该对"证"的含义、内容、结构以及认识"证"需注意的问题有一个全面深入的了解。

（二）证的概念及内容

1. 概念

证，古作"證"，中医古籍中"证""症"有混合使用者，目前"症"作症状，"证"作证候解，二者应严格分开。"证"是中医学术思想中具有特殊内涵的概念。

"证"的概念是：疾病处于一定阶段的病因、病位、病性、病势的病理概括。即对发展变化中的疾病，既考虑到外界环境对疾病人体的影响，又考虑到身体素质以及对疾病不停地对抗状态，从而对现阶段疾病做出最本质的认识。

2. 内容

"证"所具有的内容，也就是疾病的本质变化所反映出的病因、病位、病性。病势四个方面的改变。

以下就四个方面的内容略谈如下：

（1）病因

见于每一证的病因与发病的病因二者含义不一样，二者有的相对应，有的不对应。对于证的病因认识，即"审证求因"，说明证中之因，必须审证明求，不是追溯最初发病原因？能完全了解的。因为发病原因在疾病的不同阶段是可以转化的、改变的。例如：伤寒表寒症，病因为寒邪所感，此时的证中之因，与最初发病原因是相对应的。若入里化热，出现里热证，病因则由寒转化为热，此时的证中之因与发病的最初之因已不一致了。故求因必须以当前的见证为准。又如：外邪传里结成邪薮，证见蓄血、停饮，而外邪已罢。此时原发病因已消失，而是由继发病因作祟，那么证中之因只能是续血、停饮。见于每一证的病因，又称证因。总之证因不同于最初的发病原因。

（2）病位

证的定位与发病部位是有区别的，虽然任何病都有其发病部位，如白喉病在咽喉部，腹泻病在肠部，但这不是证中之病位。如白喉其证中之病位，可有肺热、胃热、肾虚内热之分。腹泻其证中之病位，可有表邪内陷、肠胃湿热、肾虚不固之异。或者有的腹泻在初期为湿困脾阳，到后期为肾阳虚衰。这样同一个病，其病位就会在疾病的不同阶段而不同。因此须知，辩证定位与疾病症状表现的部位、含义不同，故定病位亦为证得特殊内容之一。

定位的方法，根据中医学有关内容，大致有以下几个方面

1）从患者临床表现部位上的特点进行定位

这方面主要根据脏腑归属部位及经络循环部位来定位。如头顶及两颗侧头痛、耳部疾患、两侧胁肋部位胀满疼痛、少腹病、腹股沟疾患、外阴疾患等，属于肝（胆）。

2）从各脏器功能上的特点进行定位

如：肝胆有主疏泄、藏血、主筋、主决断、藏魂等功能。因此、凡属上述功能方面的失调，可定位在肝胆。

3）从各脏器在体征上的特点进行定位

如肝胆：其华在爪，开窍于目，在志为怒，在声为呼，在变动为握，在味为酸，面色为青，脉象为弦等。因此凡属患者见上述体征的，均可定位于肝胆。

4）从各脏器与季节气候方面的关系和影响来进行定位

如肝胆旺于春季，"风气通于肝"，当然这里所说的"旺"是指一种偏亢现象，是一种病象，所以凡属春季发病或者发病明显与受风有关的，可定位于肝胆。

5）从各脏器与病因方面的关系和影响来定位

如："郁怒伤肝"，因此，凡属患者发病等有明显愤怒或抑郁病史可定位于肝。

另外，还可以从各脏器与体型、体质、年龄、性别的关系和影响以及发病时间及治疗经过上的特点来定位。

（3）病性

疾病均有寒热、虚实的不同属性，疾病的性质决定于所感邪气与人体素质的状况。如阳虚之人，易感寒，呈寒症；阴虚之人易受热，呈热证。判断病性，可以指明治疗的方向，不致寒温不分，虚实不辨。随着人体的阴阳消长变化，病性亦可变化。如伤寒病，少阴阶段亦有热化之证，方用黄连阿胶汤的。湿热病后期，亦有寒化之证用大顺散、冷香饮子的。因此具体到某一证都存在着辨证定性的问题。

（4）病势

疾病都有一定的发展变化趋势，疾病每个阶段的所有见证，就是分析病势的着眼点。因此，疾病一定阶段的证，不仅揭示了病因、病位、病性的本质变化，而且还揭示了其发展变化的趋势。"证"虽然是疾病某一阶段认识的关键点，但是这个关键点不是孤立的，是放在整个疾病发展变化过程中这个"线"中而考虑的。所以"证"不仅说明当前的状况，还能分析出其之所以到这一步的"来龙"，更重要的是揭示出疾病以后的发展"去脉"。确定治疗大法。如温病的"热入营分"这一证，不仅可以说明病因、病位、病性，而且可以知道其多从气分发展而来，如果治疗不当，则能深入血分，伤血动血，故应"透热转气"。

特别是病情复杂，各种见证相互交错时，对病势更应有比较明确的认识，如表里兼见证，表里兼见偏于表证，表里兼见偏于里证。寒热夹杂证，寒热夹杂偏于寒证，寒热夹杂偏于热证，等等。疾病总是在发展变化的，孤立、静止的证是少见的，要对疾病各阶段所有见证进行动态分析。因此，病势是证不可缺少的内容之一。

上面说了证的四个方面的内容，还要明确的是这四个方面的内容不是彼此分割而不相涉的。如寒热求因与以寒热定性，两个方面的寒和热，并没有本质上的区别，只是前者指一个证、一个证而言，后者则包括一类证与一类证的关系，范围有大小不同而已。

3. 与"证"有关的几个概念

有些概念与证有关系，有些概念甚至容易与证混淆，所以要正确认识、理解证的含义，就要弄清以下几个概念的含义以及与"证"的关系。

（1）证候：证候是在疾病发展过程中表现出来的一组具有内在联系，可以揭示疾病现阶段本质，并在一定程度上能反映出病因、病位、病性、病势四个方面的病理改变的脉症。

证候是指每一证的外候而言，就是"证"的临床表现形式。"有诸内必形诸外"，证是"有诸内"，证候是"形诸外"。证，是对疾病最本质的高度概括，证候则是有具体内容和一定的形式。

它不是一大堆无内在联系的症状，不是若干症状的简单凑合。如：一病人表现为口渴、腹胀、肢凉等，对于"口渴"这一症状，还要具体说明是大渴引饮，还是渴不欲饮等等，对于"肢凉"，要具体说明，冷凉的程度，部位的大小；腹胀是拒按还是喜按等，这样才能断定其证为"郁热于内、阳不外达"或"阳虚不化，津不上承"。

所以从各种不同的临床表现出发，分析证候不同的表现形式，分析各种不同的表现形式构成的千差万别的证候，分析复杂的外表现象与证候本质的关系，分析各种不同形式内在之间的联系和转变等等，都属于证候所涉及的范围。

（2）辨证：辨证是医生通过四诊手机病人全部病情资料之后，再经过一定程序的分析，作出结论，从而确定"证名"。

证是客观存在的，辩是主观分析，具体对待一个证候，通过分析辨别，主观分析能与客观实际相符，这就达到了辨证的目的，证候与辨证的含义不同，即在于此。

辨证，虽然要以症状（包括舌苔、脉象）为依据，但不是按照症状对号入座，如看到腹胀便溏，就认定是"脾虚"，看到腰痛阳痿，就认定是"肾火不足"。而是必须分析每个症状的内在联系，进行逐症甄别，才能判定一个证候。例如：腹胀便溏，如兼有身重苔腻，就应考虑湿困脾阳，而非脾之本气自虚。腰痛阳痿，兼见小便赤痛淋漓不断，就应考虑"湿热下注"，而非肾阳虚损，肾火不足。因此临床辨证，做出初步断定之后，还要看全身症状和舌苔脉象是否对得上号，这叫作"丝丝入扣"，也就是内部联系。如果发现有些症状与初定证候联系不上，不能丝丝入扣，就要考虑是否判断错误，是否应重新审辨。

（3）疾病：疾病是在一定的发病原因作用下，正常健康状态遭到破坏，机体与周围环境及机体内部各系统之间的相互关系，发生混乱，出现了机能或形态方面的异常变化反映出一定的病理演变过程。

每种病都有不同的病因病机，包括病位、病性、病的传变趋势，因此每种疾病都有特定的临床症状，诊断要点及与相似疾病的鉴别。不同的疾病在一定的阶段亦可反映出相同的证，在疾病的发展过程中，随着病性变化各阶段可表现为若干不同证候。所以证当然不同于西医的"病"，也不同于中中医的"病"，故有"异病同治""同病异治"之说。每种病由于本质上的差异，发展结果不同，因而预后也各有不同。

（4）症状、主症：症状是病人自身总觉到的异常变化及医考通过诊察所获取的客观上的特征（包括舌苔、脉象等）。

症状是病人形体上反映出来的病理状态，因而是诊断疾病、辨明证候必须凭借的依据，但是症状只是疾病的个别现象，一定的症状组合成证候。

在症状中构成证候的比较固定的症状，在证候中占主导地位、具有一定的内在联系和决定性作用，这种症状称为主症。

（5）病、证、症的关系：三者既有联系，又有严格界限和区别。其联系是三者均统一在人体病理变化的基础之中，症状是诊断疾病、辨别证候的依据。其区别，简单来说，病重在全过程，证重在现阶段，症是外表的各个表现。

疾病是人体内、外环境动态平衡失调所表现出来的病理变化的全过程，是由疾病根本矛盾所决定的，这种矛盾贯穿于疾病过程的始终。

证是疾病某一阶段的本质反映，也就是这一阶段的主要矛盾，但又受疾病的根本矛盾所决定。

证候与证候的变换，首先变现为主症的变化，辨证就是从主症着眼，通过对主症变化的分析，逐步摸清证与证之间的传变关系，就可以揭示疾病发展变化的规律。

4. 证的类别、结构层次

即如何分门别类，从而找出其结构的规律、明细其层次的问题。通过以上证的概念，我们知道"证"是疾病的某一阶段的本质病理概括，那么临床上疾病数以百计，每一病的变化又是千变万化，"证"简直难计其数了。对于这么繁多的病证是否"有章可循"呢？是否能归纳出其结构、层次的规律呢？

个人认为证的结构层次可分为总纲、提纲、目这样三个基本的结构层次。

（1）总纲：任何病症从大的方面来说可以分属三大类之中：即外感邪病、脏腑主病、邪留杂病这三大类，可谓是"三纲鼎足"。

外感邪病：指外来邪气侵袭人体表现的病证，治当疏散清解；脏腑主病：是由脏腑阴阳气血失调或脏器有所损害所致，治当调节脏腑阴阳气血的平衡；邪留杂病：是体内的病理产物水、血、痰、食等所致，多续见于外感、内伤之后，其病皆属有形之积，治宜祛邪为主。

（2）提纲：每一总纲之下又可分为若干提纲。

①外感病邪：主要指六淫（风、寒、暑、湿、燥、火）为患。火、暑临床上常以"热"而代之。各证的证候皆现为各个邪气的致病特点。称为风证、热证、寒证、燥证、湿证等等。

②脏腑主病，指五脏六腑本身发病，病在脏腑都以每个脏腑的功能失常反映出来的症状为主症。如心证、脾证、肾证、大肠证、膀胱证等等。由于脏腑与整体的正常相互关系受到干扰或破坏，病变还可反映出在形体局部或有关经脉的循行部位。需要说明的是，脏腑主病都是病从内生，起病慢、病程长，与外邪传伤脏腑或形体中病邪留积不去而产生脏腑症状，均有本质上的不同。

③邪留杂病：包括痰证、饮证、水气证、瘀血证、食积证、虫积证等等，其证候表现皆为其各自的致病特点。

（3）目：每一提纲下，还必须再落实到更具体的地步，即提纲下再分下去，这就是目，每一提纲下可以分为若干目。

如热证为纲，其目为肺，则成热邪犯肺；其目为胃，则成热邪犯胃。

如胃证为纲，其目为燥，则成胃燥中伤；其目为寒，则成脾胃虚寒。

上述各种提纲证，虽然临床适应范围不同，但彼此可以互为纲目，一个证既有纲，又有目，在此证为纲，在彼证又可为目，现举例如下。

风邪犯肺：总纲是六淫为病，纲证为风证，目证为肺证。

热郁成痰：总纲是六淫为病，纲证为热证，目证为痰证。

心火上炎：总纲是脏腑主病，纲证为心证，目证为火证。

气滞血瘀：总纲是脏腑主病，纲证为肝证，目证为瘀血证。

痰浊阻肺：总纲是邪留杂病，纲证为痰证，目证为肺证。

血瘀发热：总纲是邪留杂病，纲证为瘀血证，目证为热证。

从而可以看出外感病，由于外邪伤害脏腑故可出现脏腑见证及水血痰食诸证。脏腑发病，亦可内邪及水血痰食诸证。水血痰食等邪留不去，亦可影响脏腑功能，出现寒热等证。所以各种提纲可互为纲目。按照"三纲鼎足，互为纲目"的章法去认识"证"，就可提纲挈领，纲举目张，否则对待千差万别的证候就无法区别，亦无从认识各种证候的本质。因此掌握各种证后的组成，不仅对证候的认识更加系统，而且应付各种错综复杂的证候也能够若网在纲，有条不紊。

5. 辨证必须分清主次

我们知道辩证中要注意"主症"，就是要在繁多的症状中分清哪些是主症，哪些是次症。所谓"主症"是比较固定的可以作为辨证依据的症状，是能表达病变主要方面的症状。

（1）疾病复杂，分清主次是关键

一个证候若病情单纯，主症和次症全部对号，丝丝入扣，苔、脉亦相符，这是不难辨的。若病情复杂，则不易辨其证，这就要分清主次，也就是分清主次在认识"证"中有重要意义。

复杂病情，常常有以下几种：

①病情隐藏，主症不明显突出，如"阴盛格阳""阳盛格阴"之类。

②症状、脉象、舌苔不符，如"热结旁流""脾湿留垢"之类。

③同时出现两种证候，其中有伤轻、伤重之分，如"寒热夹杂""湿热交感"之类。

④虽同时出现两种证候，而其病只在于一个方面，如"肺病累脾""脾病累肺"之类。

⑤症状表现在这一方面，而病根实起源于另一方面，如"心火下注""肺热下迎"之类。

⑥因病情转移，原来主症降居次要地位或主次相互变易其位首，如："热邪犯肺"与"肺虚内热"，"脾虚生痰"与"痰饮停胃"之类

对待这类证候，如果辨认不清，本末倒置，便可陷于"头痛治头""脚痛医脚"的被动局面。所以辩证要分清标本、主次，只有辨证准确，才能对证下药。

上述六种复杂的证候，在表现形式上可以分析出更多的层次，如外寒内热，表寒里热等等。实际上是两种证候结构所组成。因此，皆当按照确定主次的标准，从病情的轻重缓急，发病上的先因后果，证象的真假异同分析两方面的症状谁是起决定和影响作用的，谁是随着其他症状的产生而产生，随着其他症状的转变而转变，从而确定哪些是主症，哪些是次症，这样才能比较全面地系统地掌握、辨别主次的关键。

（2）分清主次的几个反方面

①辨轻重缓急

在复杂的证候中出现两种证候结构，应从两方面病情的缓急轻重分清主次，中医治病历来有"标本缓急"之分，所谓"急则治标、缓则治本"。

新病、痼疾：不论新病引发痼疾或痼疾不愈兼有新感，都要按"急则治标，缓则治本"的原则，一般当先祛外邪，例如：

外邪新扰：外感病影响内脏功能活动，称为外邪所扰，治疗只宜祛散外邪，如有风寒外证的同时，偶尔出现咳喘、呕恶、胸腹痛、食纳减退、心悸失眠等脏腑症状，这些症状皆可随汗出而解。

外内合邪：外感引发原有的内脏病，已有明显的脏腑症状，为外内合邪，只要外证未罢，仍当以治疗外感为主。即使病程较长，只要有外邪存在，仍当祛散外邪为主。如有人咳嗽数月不愈，予止咳平喘药疗效欠佳，此时往往用祛散外邪之药数剂，便可收到良效。

内外并病：内脏病在发展过程中兼有新感，为内外并病。此时虽原以内脏病为主，如出现明显的外感病，内脏病也可暂时退居次要地位。因外邪未罢，内脏病不能缓解，甚至可使病情增剧。

危证、急证：外感病失治、误治，邪深入里，产生闭证、脱证等严重疾病，宜及时采取开闭、固脱之法，待闭、脱解除，再议其他。

慢性病在发展过程中，如出现失血量多，剧痛难忍，呕吐不止，食饮难下，高热神昏，二便闭阻或失禁等危急状况，首先就应考虑这些问题，采取治疗措施。

②辨先后因果

辨先后因果，就是对某些证候中的症状，要按出现的先后来分清主次。由于某些证候复杂多变，有时两种病证所见症状几乎完全相同，对此不但要掌握当前的全部症状，而且要注意症状出现的先后，从因果关系上来确定其主症。如前人总结出

"喘胀相因"的经验。"先喘后胀治在肺，先胀后喘治在脾"。前证为"肺病累脾"，后证为"脾病累肺"。两病均有气喘、腹胀。主要病变究竟在肺，还是在脾？如果辨别不清，病在肺而温补健脾，必致肺气壅滞而喘促更甚；病在脾而清降肺气，必致中气受损而胀满尤剧，结果气喘、腹胀都不能解决。所以必须以因果关系找到它的主要病证所在，决不能机械地按脏腑的分证法对号入座。

③辨真假异同

在复杂证候中出现两种证候，如何去假存真，同中辨异以分清主次，即为辨真假异同。由于病情隐蔽，所出现的证候往往表里不一，如"阴盛格阳"，"阳盛格阴"，"虚见实象"，"实见虚候"等等。这类证候，主症不明显突出，必须深入细致地进行审辨。"阴盛格阳"其本质为阴寒盛极，内寒除则假热症状自止；"阳盛格阴"者为阳热盛极逼阴于外，阳热除则外寒自消；"实见虚象"，如"干血成痨"，"血瘀成臌"等多见面黄、消瘦之症，其本质为邪实，治宜祛邪，邪去则营卫气血输布自然恢复；"虚见实象"，如脾虚引起的水肿，肾虚所致的哮喘等，治宜健脾益肾，则水肿、哮喘自然缓解。

脏腑主病，由于脏腑相互关联，所见证候有时相互出现。这种证候虽然同时有两种表现，而病根却在某一方面，这就更应同中辨异，才能真实地找到其主要发病的脏腑，例如：肝阳上亢引起的心悸病，临床表现为目赤，眩晕耳鸣，心悸怔忡。泄泻本属大肠，但肺热下迫，则后重不爽，肛门灼热；尿频本属膀胱，但心火下注，则见口舌生疮，尿赤涩痛；腹胀本属脾胃，但肺病累脾，则见咳喘气递，胸腹胀满。

（3）症、苔、脉的舍从

某些疾病症状大致相同，只是舌苔、脉象有差异或脉、症不符。就要"舍症从苔""舍症从脉"或"舍脉从症""舍苔从症"。

如：风湿相搏，痰阻经隧，血瘀经络三证皆有四肢关节疼痛，升举、屈伸不利的症状，但痰阻精隧者，舌苔滑腻，脉滑；血瘀经络者，舌质暗，脉涩。这就靠舌、脉定证；热结旁流者，大便泻下，腹痛不可按，脉实有力，泻下症状不是凭证，当"舍症从脉"；胃热传肾者，渴饮无度而小便清长、频繁，苔白如积粉。小便清长、频繁的症状不是凭证、当"舍症从苔"。

至于"舍苔从症"，"舍脉从症"的证候，多见于素质与众不同的人。例如：素嗜肥甘，舌苔厚浊，脉体狭小，脉形细微，这类患者舌苔、脉象有时不足为凭，当"舍苔从症"，"舍脉从症"；又如：心肾阳虚，气喘不续而脉数无力；水溢皮肤，脉为水格而脉见沉伏；脾湿留垢，浊阴不化而苔秽臭腐。

诸如以上病证，苔、脉亦不足为凭证、当"舍脉从症"，"舍苔从症"。

上述诸证有的苔、脉不足为凭，有的症状不足凭，究竟如何取舍，就要看苔、脉或症状哪一个在本证中起决定作用。因此临床上若遇到某些病证，脉、症不符或苔、症不符或脉、苔不符，治之无效，就应当全面考虑，分清主次，酌情取舍。

七、漫谈肝脾病之证治

内科病杂，变幻交错，欲拨雾指迷，随手而应，必须医理明达。只有中医理论透彻，功夫扎实，才能洞察病机，明悉病证，临证从容，疗效最佳。现将本人治疗肝脾病的一些认识漫谈如下。

(一) 七情伤气肝不疏，万类归土脾失运

纵观内科病证，肝脾病尤为多见，举凡生活中稍有不慎，而初现小恙，抑或疾病日久不愈而难挽笃证，皆可涉及肝脾，此乃二脏特性使然。因生活中六淫乘袭易防，而七情过激难免。七情伤人，径伤气机，或上或下，或缓或消，或结或乱，皆可影响肝之疏泄。而七情之中，莫多于暴怒抑郁，更是直扰肝之疏泄，使气机不畅，百病由生，故有"肝为五脏之贼"之说。

民以食为天，人之生长、生存皆赖脾胃受纳、运化水谷以养，故有"脾为后天之本""胃为五脏六腑之海""有胃气则生，无胃气则死"等名言。饮食与生命活动息息相关，饮食不当，诸恙而起。不论寒热饥饱，五味偏嗜，均能伤及脾胃，他脏有病，也常影响脾胃，"万物归土"此之谓也。

精神情志，饮食水谷，乃生活中最繁之事，故肝脾病证最多。二脏在生理中越默契互赖，病理上更是相互牵连。肝木乘土要较之土侮肝木为多，故论及传变，常以"见肝之病，知肝传脾"喻之。肝脾病之多，为医者不可不知，治内科杂病，更应明晓。

(二) "当先实脾"莫误解，风木妄动须先安

肝病传脾，五行之理，其理其证，《内经》已论。因肝易传脾，故论治未病，每举此例。《难经·七十七难》曰："经言上工治未病，中工治已病者，何谓也？然：所谓治未病者，见肝之病，则知肝当传之于脾，故先实其脾气，无令得受肝之邪，故曰治未病焉。中工者见肝之病，不晓相传，但一心治肝，故曰治已病。"《金匮要略》："夫治未病者，见肝之病，知肝传脾，当先实脾，四季脾旺不受邪，即勿补之，中工不晓相传，见肝之病，不解实脾，唯治肝也。"由于《难经》率先垂训，长沙继而倡明，故后贤谆谆记心。又因"人之五脏，唯肝易动而难静，他脏有病，不过自病，抑或延及别脏，乃病久而生克失常所致。唯肝一病，即延及他脏……肝气一动，即乘脾土，作痛作胀，甚则作泄，又或上犯胃土，气逆作呕，两胁痛胀……肝为将军之官，如象棋之车，任其纵横，无敢当之者，五脏之病，肝气居多。"（《知医必辨》）故肝病虚实，皆可传脾，脾旺脾弱，皆可受病。以致许多医工，治肝组方，不论肝病如何，"当先实脾"，以为如此，方才稳妥。余意不然，若

不详辨，盲目实脾，大有庸工之嫌。肝病故易传脾，但非一定传脾，即使横犯中宫，亦非均需实脾，医圣已明示："四季脾旺不受邪，即勿补之。"此时补脾与否，应结合实际，视其脾是真虚，还是假虚。因为肝脾二脏的特性，容易造成脾虚假象。肝邪横犯中宫，则会胃纳不佳，脾运受阻，食欲不振，或有泄泻，因水谷精微化源受影响，还会出现肢倦懒动等一些类似脾虚之征象，这时不可妄投补土之品。

肝病传脾，其本在肝，所现脾病的症状为继发而来，用药当径除邪源，直捣病巢，釜底抽薪，药精力专，奏效宏然。否则，妄添补益，非但不能有益疗效，反而会壅滞气机，甚至助邪为患。唯平素脾虚者，即先有脾虚，肝气稍动辄犯中土者，方宜考虑实脾之事。余平素喜用龙胆泻肝汤，直泻病邪。龙胆泻肝，虽曰治肝胆湿热，但须知此湿浊乃中土失化而来。因肝病传脾，影响了脾运胃纳，湿浊壅阻于内，郁而化热，湿热之邪又反入肝胆，形成肝胆湿热。此时虽有肢倦懒动、困乏无力等脾运无力之象，但只要理透证确，谨守病机，有胆有识，不必瞻前顾后，左右犹豫，壅滞之邪去除，脾运胃纳无碍，气机升降通畅，中土不补自健。

（三）肝实多变详辨证，肝虚阴阳明气血

肝木应春，主生发之气，喜条达而恶抑郁，其性善动而不居，其用刚暴难折，一旦被郁被扰，则肝之生发之气不得条达宣散，而乱于体内，病患多端。肝病实证及虚中夹实者为多，常见病证有肝郁、肝气、肝热、肝火、肝积、肝着、肝阳上亢、肝风内动等。由于风木善动不居，其证亦善行而数变，病证之间，相互交错，变幻多端，所以须详细辨别，各司其属，以伏其主。上述诸证中，肝积停着，有形可捉，肝风内动，有象易察，均不难辨析。而肝郁、肝气、肝热、肝火，此几病证，为实为热，互相演变，皆易犯土，一般是一证未平，又起他证。有些病变，数证有之，若不细察，则易混淆。若病机不清，辨证不明，投药则如盲人夜行，疗效岂能简洁明快。诸证关系，简辨如下。

肝郁，即肝气郁结。常因心事不遂，事与愿违，情志不快而引起。症见闷闷不乐，情绪消沉，胸胁苦满，纳呆少食，重则阳气内郁，四肢厥逆。病机为疏泄不及，木不疏土。虽曰疏泄不及，但系有余之实证，疏土不及，多累及胃。治法宜助肝疏泄，佐以和胃，方药：以四逆散加减。

肝气，即肝气横逆。常因忿郁不消，恼怒难平而引起。症见胁肋、脘腹撑痛，胀而厌按，食呆嗳噫，或吐或泻，或乳房胀痛。病机为肝气疏泄太过，横逆攻冲。虽曰肝气，并非指其生理之气，实指有余邪气，横决乘土，或脾或胃。治法：宜疏泄肝气，佐以调理脾胃。方药：柴胡疏肝散加青皮等理气之品。

肝热，即肝胆郁热。可因外感温邪传肝，或因气郁化热内伏引起。症见烦闷腹痛，口苦咽干，胸胁苦满，小便黄赤。《内经》曰："肝热病者，小便先黄、腹痛，

多卧，身热，热争则狂言及惊，胁满痛，手足躁，不得安卧。"病机为肝胆气郁，邪热蕴伏。虽曰热邪属阳，但系蕴郁内伏，偏里偏静。治法：清肝利胆，疏肝解郁。方药：小柴胡汤加减，方中去半夏、人参，然后随证加味。

肝火，即肝火冲逆。可因肝胆蕴热发展而来，或肝气亢盛，郁而化火而成。症见头痛昏胀，面红目赤，口苦耳鸣，吞酸胁痛，脘腹胀满，狂躁烦渴。病机为肝火内盛，窜行上焦。此时木邪为患，上逆多于横乘，攻冲伴有游窜。治法：宜清肝泻火。方药：当归龙荟丸加减。

肝阳上亢，以肝肾阴虚，水不涵木引起较多，但亦有因肝热、肝火扰阳上浮所致。症见头目胀痛，头晕目眩，烦热面红等。病机为火热内扰，肝阳上亢。治法：宜清肝潜阳。方药：羚角钩藤汤加减。

上述诸证之间，常常相互转化。肝郁久郁不解，易蕴郁成为肝热，亦可郁结不消，怒发横泄为肝气；或郁甚暴发为肝火攻冲。即所谓"气有余便是火"，肝气横逆攻冲既成，则不能转变为单纯的肝郁，易成肝火攻冲，亦可化为肝热。肝热多由肝郁而化。肝热与肝火，均属阳热，但二者动静有别，静则为热，动则为火，肝火攻冲游窜，肝热蕴郁内伏，即使症状上有化火倾向而没有冲逆症状，亦不称为肝火，只是称为"郁火"而已。肝火之火热为患是冲逆化犯，肝热之火热，只是内伏暗耗，故久而不愈，则易转变为虚热。

关于肝之虚证，可有阴阳气血诸方面。由于肝木体阴而用阳，故肝阴虚、肝血虚较为多见，而肝气虚、肝阳虚相对较少，以致只言"肝气""肝阳"，不必附以"实"字，即指肝气横逆，肝阳上亢之病理。肝木之特性，正所谓"阳常有余，阴常不足"也。

肝阴虚、肝血虚均可见心烦失眠，情志不舒，头晕目眩，两眼干涩，耳鸣胁痛，食少乏力等。二者不仅临证多见，又常相互为伴，皆可致使肝气、肝阳相对偏盛，故容易混淆。因此，粗工临证，不分二证，通谓肝阴血虚或肝阴虚，但是二者毕竟为两种病证，宜仔细辨析各自症状特点，以明在血、在阴，或明主次。

肝阴虚者，常累及肾阴。症见烦躁易怒，胁肋隐痛，其痛悠悠不休且喜按，溺黄便干，或为飧泄，或腰膝酸软，口干咽燥，舌红少苔，脉弦细而数。治法：宜滋养肝阴为主，解郁理气为辅，以一贯煎加减。此证治疗，理气需慎，因肝阴不足，阴不敛阳，故常有肝气横逆。须知此肝气横逆是因肝阴不足而引起，虽需理气，但不能以此为主，因理气之品，大多香燥，有伤阴之弊。

肝阴虚下汲肾阴甚者，则水不涵木，而致肝阳上亢。症状除见到肝阴虚外，还可出现头晕胀痛，腰膝酸软。治法：滋补肝肾，平肝潜阳。方药：天麻钩藤饮（天麻、钩藤、生石决明、川牛膝、桑寄生、杜仲、山栀、黄芩、益母草、朱茯神、夜交藤）。若有风动之象，则需镇肝熄风，滋阴潜阳，宜镇肝熄风汤加减。

肝血虚者，症见面色萎黄，头晕目眩，头目紧痛，筋惕肉，，手足麻木，肢体困乏无力，爪甲无华易折，胁痛喜按，失眠多梦。妇女则经少经淡，甚至经闭。肝血虚症状虽繁，其特点如《内经》上云："常想其身小，狭然不知其所病"。治法：宜养肝补血。常以四物汤加味，如首乌、阿胶、沙苑子等。

肝血虚常使心血不足，症见面色㿠白无华，心悸怔忡，失眠健忘，脉沉细无力，此时又多有食少腹胀等脾虚之证。常以逍遥散合归脾汤化裁用之。

肝阴虚、肝血虚鉴别可简括如下：肝阴虚者为液亏失于濡养，易汲肾阴，肝血虚者为血乏失于荣养，易累心血。二者虽均有心烦失眠，但肝阴虚者，烦躁意乱，睡眠难安；肝血虚者，忧郁少欢，失眠多梦。二者虽均有胁痛喜按，但肝阴虚引起之疼痛，是隐隐不休，犹如火灼；而肝血虚者，是劳则加重，休则减缓。二者虽均有疲不耐劳，力不从心，但肝阴虚，腰膝酸软，偏于下肢；而肝血虚，肢体困乏，上下皆然。二者虽皆有头晕目眩，而肝阴虚者，头晕昏热，目涩羞明，或迎风流泪；肝血虚者，头晕绵痛，懒于睁目，或视物不清。

肝阴虚、肝血虚为患时，亦可累及中土，究其病因有两方面：一是二者引起肝之阳气相对偏亢而横犯中土；二是患者平素中土虚弱，"其不及，则已所不胜侮而乘之"。症可见胁肋苦满，脘腹满闷，而非攻冲作胀，大便或干，或先干后溏，并非阳明实热之燥结。

肝气虚、肝阳虚虽不如肝血虚、肝阴虚多见，但临证亦不能忽视。与二者容易混淆的有"肝气衰""肝寒"。肝气虚与肝气衰含义不同。肝气衰指整体肝脏生理功能减弱。如《内经》所云："七八肝气衰，筋不能动。""五十岁，肝气始衰，肝叶始薄，胆汁始灭，目始不明"。肝气虚，是指其用不足的某一方面，如肝胆的生发之气不足，常表现为懈怠忧郁，胆怯善恐，懒于饮食，如《内经》云："肝气虚则恐"。肝阳虚，是在肝气虚的基础上加上四肢不温，脉象沉迟等阳虚症状，病来缓慢。肝寒，一般是指寒凝肝脉，寒邪直中，肝之气血凝滞，症见四肢厥冷，爪甲青紫，少腹冷痛等，病来急骤。治疗肝气虚、肝阳虚宜温养肝胆，补气壮阳；肝寒者，则宜辛温通阳，行气散寒。

（四）土木互累定主次，五行相关巧调理

土木相互累犯，临证最繁。不论木之虚实，土之盛衰，风木有病皆可影响中土，或乘脾或犯胃；反之，不论土之虚实，木之盛衰，中土有病，亦可影响风木。土侮木虽不如木乘土为患之多，但亦不可忽视，土、木又各有脏腑之分，寒热不同，故土木并患之证，审证须辨清标本缓急，治疗须确定主次先后。

肝木横逆，疏泄太过，不论中土虚实，皆可受病。此时木实为本，若中土不虚，则径直疏泄肝木，若中土虚弱，亦以疏泄肝木为主，或辅以调补中土。肝木疏泄不及，累及中土，此时肝木郁滞为本，则疏理肝木为主，佐以和降胃土，以助肝木舒展。肝阴虚、肝血虚自当滋养肝阴，补益肝血为主，以敛浮动之肝气、肝阳，若脾胃亦虚，则或配以滋养胃阴，或配以健脾益气而充化源。

据上述可见肝木有病，累及中土，不必"当先实脾"，一般以治肝为主，脾土素虚者，可佐以补脾。大多情况下，余常以和调胃气，以达"实脾"之目的。此乃因为，不论是传来之肝邪，或中土升降不及停着之邪，均宜疏散、去除。胃为六腑之主，六腑以通降为顺，以传化为职，受五脏浊气，故胃以和降为贵。胃气壅滞不升，浊阴.胀不降，不仅中土之邪不除，且易加重木邪来犯，故在医治"肝病传脾"中，需清顺和降胃气。更有其时，肝气犯胃，胃不和降，而横逆之肝气已衰，胃中壅塞之邪未去，此时虽肝胃同病，只须消导去邪，通顺胃气，肝气随之自疏。余常以保和丸加减治疗一些肝胃不和病证，获得良效。

中土反侮肝木者，因饮食起居不慎，脾胃升降失常，使邪壅中土，症见脘腹.胀、满闷、嗳气、呕恶、舌苔厚腻等，日久不愈，则可胸胁苦满、心烦易怒，或湿热内盛，波及肝胆，形成黄疸之类。此为土壅木滞，木不疏土。治当燥湿运脾，以去其壅，视其木滞情况，或单治中土，或少佐疏肝解郁。余常以平胃散加减治之，若成黄疸，自然采取清热化湿，疏肝利胆之法。

五行之间，生克制化，一脏有病，四脏难安，土木互病，亦常涉及其余三脏。例如：肺金不足，清肃无制，风木则妄，或肝火上冲，木火刑金，或肝病传脾，土不生金，诸如此类，在组方遣药时，均需考虑佐以调理肺金，或补或清，运用恰当，疗效更宏。

肝藏血舍魂，心主血藏神，魂随神往来。肝血虚时，常伴有心血虚，补益肝血时，往往加补心血，心血有主，则肝血能藏，魂方安舍，随神往来。"实则泻其子"，肝火旺盛，从心而泻，径捷效速。

肝木赖肾水以养，肾水不足则水不涵木，肝阴不足，则下汲肾水，正所谓"乙癸同源"。肝木阴虚气亢，扰及中土，而嘈杂、纳差、食欲不振，日久不愈。对此病证，余或只疏方六味地黄丸。患者医工或有不解，本以纳差求治，却与腻胃之补肾之品，但患者遵服以后，则胃口大开，诸症亦失。可见临证治疾，要医理透彻，机圆法活，则可出奇制胜。

肝木乘袭，脾土虚弱，则不制水，水邪内泛，关门不利，又碍肝疏脾运。肝硬化之腹水，常有此病机，此证虽木、土先病，当遵《内经》训诫："先病而后生中满者，治其标……小大不利治其标。"余常以济生肾气丸加减，去菟陈莶，效果满意。

（五）三因制宜周而详，无味食补稳中健

岐黄之术，贵在整体，妙于辨证，因时变迁，因地差异，因人有别，同病异治。

肝脾之病，疗治亦然。

肝木旺于春，休于夏，囚于四季，死于秋，相于冬；脾土旺于四季，休于秋，囚于冬，死于春，相于夏。因此，不同季节，施治特点有异。如春季，肝木升动较甚，易有温热，脾土受制较厉，易失健运，一有湿热，则随妄动风木，壅滞于上，余常以龙胆泻肝汤加减，直取病邪；长夏之季，脾土正旺，肝木被困，余常以平胃散加减，消导中实，不扰肝木。

女子以血为本，而有"肝为女子先天"之说，男子以精为本，而有"阳常有余，阴常不足"之论，故余临证治肝病对女子逍遥散化裁多用，对治男子，尤其是脑力劳动者，一贯煎加减常施。

以药去病，自然之理，然而"圣人之所以全民生也，五谷为养，五果为助，五畜为益，五菜为充，而毒药则以之攻邪，故虽甘草、人参，误用致害……是故兵之设也以除暴，不得已而后兴，药之设也以攻疾，亦不得已而后用，其道同也。"因此，不论是未病先防，还是配合毒药攻疾，还是病后调摄，生活调养，饮食宜忌，均不能忽略。肝脾之病，更应慎焉，因脾为仓廪之官，胃为水谷之海，五脏六腑，四肢百骸，莫不赖此以养之。

饮食调养，当注意用药适度与五味调和两方面。所谓用药适度者，即慎用峻猛，不可实施滥用药品，应始终注意以饮食调养加强疗效，谨遵《内经》之训："大毒治病，十去其六，常毒治病，十去其七，小毒治病，十去其八，无毒治病，十去其九，谷肉果菜，食养尽之，无使过之，伤其正也。不尽，行复如法。"如此药食兼施，才能疗效巩固，稳步康复，防止了虽有一时之快而后患无穷的弊端。

五味调和者，应当明了五味所归，所进饮食当属何味及喜走之脏腑，还应明了五脏特点，五脏有病所宜五味，如肝体阴用阳，酸味可补肝之体，泻肝之用，辛味可助肝之用，耗肝之体。肝郁之证，当食辛味之药助肝之用，忌食过酸，加重收敛，阻遏肝用。肝阴虚之证，当食酸补肝之体，泻肝妄动之阳气。肝之特点为刚暴妄动，又当遵"肝苦急，急食甘以缓之"，宜进甘味之食，以缓肝保肝，自可促进疗效。

八、辨证论治的临床思维八法

辨证论治是中医最显著的特色，是中医独特的诊疗手段和方法。也是中医学临床诊治疾病的完整模式。在望、闻、问、切四诊的基础上，结合地方，时令，气候，社会，人文变化及病人的性别，年龄，职业及精神情绪等情况进行具体的临床思维，从而辨识病证的性质、病位、程度，得出辨证结论，进行论治。但辨证论治是否准确，是否能达到理想疗效，远非那么简单，需要有广博的知识和丰富的临床经验及慧然独悟的创新思维。《素问·著至教论》中，黄帝与雷公在讨论如何治学如何理论联系实际，如何彰明医术时，雷公陈述了医生的困惑："诵而未能解，解而未能别，别而未能明，明而未能彰"。以"解""别""明""彰"概括治学的要义和逐步深入的过程。这不仅是治学的关键，也可以说是辨证论治学术思想之真要。中医临床辨证论治的思维方式和方法是非常丰富的，纵观中医学术体系的发展，经历了古代的综合，近代的分析和现代的系统研究阶段，辨证论治不仅蕴含着丰富的思维方法，而且其内容和手段都在不断发展。结合自己长期的教学临床实践，逐步形成了辨证论治的临床思维方式和方法，总结为辨证论治临床思维八法。

（一）辨证论治，把握病证动静变化

疾病的发生发展是一个动态的过程，人们认识疾病也是一个动态发展变化的过程。由于疾病的复杂性，病情的变化性和中医学的整体观念，要求中医学者要有丰富的知识范围，才能把握住病证的阴阳动态和静态的变化。《素问·阴阳应象大论》："善诊者，察色按脉，先别阴阳，审清浊，而知部分；视喘息，听音声，而知所苦；观权衡规矩，而知病所主；按尺寸，观浮沉滑涩，而知病所生。以治无过，以诊则不失矣"。《内经》就是用常辨观认识生命运动，疾病规律，治疗法则和人体生理病理治疗方法的常与变的问题。力争把握好病证的动态和静态变化。但是因为中医学者的知识范围的局限，不可能完全熟悉各种疾病的发展规律，就是所熟知的疾病也有被误诊的时候。而证能反映疾病的某一阶段的本质，一般来说对证的把握成了判断医生水平和提高疗效的关键。因此辨证论治具有系统思维，整体思维，讲求程式和套路，如六经辨证、八纲辨证、三焦辨证、卫气营血辨证、气血津液辨证等。并且具有动态变化性，以适应疾病变化的规律性、系统性和复杂性。辨证论治融辨识病证和治疗为一个体系，而不把证与治分开。证变而治亦变。辨证候识病因病机，酌轻重缓急皆用系统思维和整体思维确定，优选治法。辨证的理法落实于方药，方药又是医生辨证时的具体物化。就是说辨证思维诊断的过程包含了治则方药的确定。辨证是论治依据，论治是辨证的体现。二者合则为一，分则为二，有如阴阳太极一样，动静之间，奇妙无穷。辨证是治疗依据，所以证辨得准确与否，在疾病诊疗过程中尤为重要。所谓证是人体疾病所反映的综合状态，它随着病势的消长，病机的转换，时刻都在变化当中。其变化的各阶段既有区别又有联系。其中包含着静态的稳定性和动态的变化性。所以中医有同病异治、异病同治的概念。病证论治的过程并非简单地一次完成，有主次从略、先后缓急之分。要时刻把握住病证的动态和静态变化。病证的静态稳定性要求我们要有方有守，方能见效，但静态是相对的，动态是绝对的，动态的变化性要求我们要证变方药亦要变。

（二）病证并辨，掌握疾病演变规律

我在临证时很重视辨证和辨病的结合，个人认为虽然辨证论治是中医最显著的特色，是中医独特的诊疗手段和方法。但是辨病论治也有一定的重要性，应该把二者有机地结合起来，这样才能掌握好疾病的演变规律。

中医学历经千年而不衰的原因，主要是具有现代医学所缺乏的整体观、辨证观、系统观的辨证论治思维方法，即辨证论治。但辨病论治在中医临床思维中也是一种重要的方法，也很重要。因为有些病无症状，或者当证候消失，病理改变尚未完全恢复时，如果不辨病，只辨证，往往无证可辨而失去治疗的机会。譬如："艾滋病"、乙肝、丙肝的无症状期；急性肾炎水肿症状消失后仍存在蛋白尿等，这并不意味着疾病已愈，仍需要继续治疗。况且有些病如果只辨证不辨病就会误诊误治，而达不到理想的效果，如：临床上因为不辨病只辨证的病例，有一患者大便出血，时作时止，原来经辨证治疗，应用收涩止血或凉血止血法久治不愈。后来诊断是内痔，经用枯痔法，便血就不再发作，病遂告愈。如果初期辨病把痔疮鉴别出来，就能及时治愈了，这说明辨病的重要性。又如治疗麻疹病人，麻疹的初期类似外感，如果对麻疹的整个发病没有认识的话，对于麻疹初期，光采取辨证，也容易误诊为外感疾病，就容易出现治疗上的差错。

西医的病名，崇尚同中求异，务求将病变落到人体病原体实处，虽同一病变，力求分析出细微差别，故西医一百多年来，恒于理化、检验上着力，以求取病源为贵。中医的"证"，崇尚异中求同，病变万端，努力指向阴阳五行。故中医千百年来，恒于阴阳五行上下功夫，凡大医必精于哲理、易理，以把握阴阳五行为贵。故《内经》曰："善诊者，察色辨脉，先别阴阳"。

中医的首要任务是辨证，然后才是辨病。疾病是医学的基本概念，病指病人的痛苦之处。由于各种疾病的病因、症状、病程各不相同，因而冠以特定的病名，不论中医病名还是西医病名，而代表该病的本质及特征的是"证"。每一个具体的"证"都是医学上对该疾病全过程的特点（病因、病机、主要临床表现）与规律（演变趋势、转归、预后）等所做的病理概括，是对疾病的本质认识。任何疾病都有各自的本质变化及其发展变化规律，这些变化发展都是由疾病的根本矛盾决定的，由于疾病的根本矛盾不同，各种疾病也就有本质的差异。只有把握住"证"才能掌握疾病的发生发展变化规律。因此说治病必先识"证"，一个符合客观实际的"证"，一般都是对某种病的病因病机在机体演化过程的综合概括。这个过程通常具有相对独立性和一定的发展演化轨迹。所谓辨证论治，就是根据某种疾病的自身生理病例变化的特点和规律，结合临床表现诊断为某种病，然后按照疾病影响的主要脏腑组织、主要发展趋势给予调整，施以对应的专方、专药治疗。说明"证"是关键，治疗时必须对证下药，才能抓住纲领，有的放矢。诊治疾病是一个认识完善的过程，由证到病，由病到证，目的是找出疾病的发展传变规律，以利于治疗。辨病论治一般着重疾病的整体性，突出治病的针对性，它是辨证论治的重要补充。辨证论治着重疾病体质和变化规律，同时辨证论治能充分发挥医家的创造性。疾病是复杂多变的，医生治病的手段远远不能满足要求，甚至对有些疾病至今仍束手无策。因此，要求我们在辨证论治时，思维方式上不能拘泥于成规，要敢于开拓创新。许多疾病、新发病人们一时还难以把握其整体规律性，所以临证时要求医生对疾病的每一个环节、症状、体征等，都要作具体全面辨证地分析，把医学理论和个人的经验紧密结合起来，才能充分发挥自己的创造性。

有人认为，中医是辨证不辨病，这种说法不妥，笔者认为中医看病是既辨证也辨病。如《素问·咳论》："肺咳之状，咳而喘息有音，甚则唾血……肝咳之状，咳则两胁下痛，甚则不可转，转则两胁下满"。《灵枢·胀论》："胃胀者，腹满胃脘痛，鼻闻焦臭，妨于食，大便难"。这些都是从患者的自觉症状或他觉症状来推测病变部位，是在脏，或是在腑，既辨清了证，也明晰了病。因此，我们在临证时既要要辨证，又要辨病，努力掌握疾病的演变规律。只有这样，才能辨清疾病的病因、病性、病位、病性、病势、病机及其演变规律，以便提高诊疗效果。

（三）宏微结合，彰明疾病临床征象

临床辨证论治中，要想把握住病证的动静变化，掌握疾病的演变规律，就必须彰明疾病的临床征象。要想彰明疾病的临床征象，就必须从宏观微观两个方面解剖疾病的病因、病理。在现代中医临床中，对辨证论治的理解，存在着两种倾向。一种是受现代科学技术思潮的影响，认为辨证论治思维材料宏观，不能深入机体病变实质中去，思维过程的随意性使临床经验难以广泛社会化，而辨证论治的结果又不确定，临床可重复性，可靠性低，因此对辨证论治丧失信心，缺乏追求；而另一种则是仅满足于辨证论治的灵活性，经验性，在有限的临床阵地上施展一些个人经验和传统技艺，故步自封，不善博采。这两种倾向都不符合辨证论治的根本思想。其实中医的辨证论治包括宏观和微观两个方面。有"其大无外，其小无内"的思想，这种思想脱胎于《易经》的太极、阴阳学说，把大至宇宙之气，小至微粒之气都纳入中医辨证施治治的范围。即宏观与微观相结合。中医学是一个开放的学术体系。辨证论治的内容和手段都在不断发展丰富。上面前一种倾向，否认中医学有微观辨证，否认中医学的开放性。只强调中医的整体观，误把整体观客观化。其实中医的辨证论治的整体观，既有宏观，又有微观，只是限于历史条件，宏观和微观无法直观观察感受到，只能通过"知微见著"的方式而把握宏观和微观的变化。中医的舌象脉象就是微观。这种倾向没有认真地传承中医，就予以批判。后一种倾向，局限于传统的知识，不与时俱进，不吸纳现代科技知识和手段，来充实提高中医微观的内涵，也否认中医学的开放性，限制了中医学的发展。

因此，作为现代中医，应当处理好继承和发展的关系，吸纳现代科技成果和诊断技术，如 CT、X 线、MRI、心电图超声、脉诊仪、听诊器等多项检查、检验措施，把它们作为中医四诊的延伸，并纳入中医辨证论治的体系中，努力补充、完善宏观和微观辨证的内容，使宏观和微观结合起来，彰明疾病的临床征象，为辨证论治和辨病论治提供丰富翔实的基础临床资料。实际上，现代的理化检查结果也并不都能反映出疾病的微观变化，如心电图，有些冠心病人，有胸闷，胸痛症状，心电图却正常，冠心病在没有心绞痛发作时，其心电图检出率仅为 30%—50%，而 50%以上的冠心病病人静息心电图表现正常。又如，有些乙肝病人，并无临床症状，但化验乙肝两对半呈大三阳，HBV－DNA 阳性，彩超检查可能会出现轻度肝实质弥漫性损伤。其检查比临床症状更微观地反映了病情。总之，只有宏观与微观结合，才能彰明疾病的临床征象。

（四）古今汇通，融贯医学古义新知

中医学术体系的开放性要求我们做到古今知识汇通，融贯医学古义新知。清代名医张锡纯著《医学衷中参西录》在这方面为我们树立了典范。有一部分人认为，现在中医临床出现"西化"现象，是因为大量应用现代检测方法的缘故，它不仅弱化了中医临床的辨证论治思维，也加重了患者的负担，并且临床疗效不佳，进而提出回归传统中医临床的本来面貌，才是中医发展的唯一正确的道路。不可否认，现代检测方法的滥用给中医带来的负面影响确实存在，特别是使广大患者错误地认为中医不需要现代检查，只有应用"三个指头一个枕头"治病的才是真正的中医。但是这不能说明现代检测方法对中医临床毫无必要，也不能把他们完全归于西医所独有使用，不能机械地认为传统的望、闻、问、切才是中医临床应有的本色。客观地说，出现这种负面情况，不能归咎于现代检测方法，虽然现代检测方法也有不完善和不正确的地方，相反，是忽视了中医学术体系的开放性，而是没有把现代检测方法纳入中医学术体系，进行辨证合理地利用。诚然，要想把现代检测方法等科技成果、手段都纳入中医辨证论治理论体系，不是一件容易的事，但是只要我们认清中医的发展方向，理清头绪，使古今知识汇通，中医西医贯通，一定能做到融贯古义新知。比如内镜内辨证，内镜下黏膜，气血循环表现最直接，古人如果有内镜观察手段，也一定会用于辨证辨病的依据，对胃肠病来说传统望闻问切四诊，结合取得胃肠黏膜局部微观辨证结论，进行施治，才能更准确。胃黏膜充血，水肿，红斑糜烂，溃疡活动期均是热证的表现，无论全辨证是实是虚，是寒是热，治胃病辨证处方中需要加公英，黄连等药；胃黏膜苍白，溃疡浅平，表覆少许白苔，或者萎缩性胃炎，黏膜苍白等均是虚寒的表现，治疗在全身辨证的基础上加黄芪，党参，桂枝白术，炮姜等药，充分而合理地利用现代检查方法进行局部辨证，结合传统中医辨证论治，才能发挥中医辨证论治的优势。

《内经》云："善言古者，必验于今"。传统中医和西医各有所长，亦各有所短，中医要发展，要进一步提高疗效，不能不吸纳现代检测方法和现代科技知识和成果。这是现代社会所不能接受的，也是与开放的中医学术体系和发展方向相违背的。中医不能有门户之见，而且还要董西医，虚心向西医学习，请教。使现代医学知识为我所用。使现代科技为我所用。应该取"拿来主义"，中西融通，古今汇通，融贯医学古义新知，努力形成现代的新中医。

（五）形神同辨，实现诊治身心合一

"治病求本"是中医学的重要治则。中医学是人文与科学结合的比较好的学科，"治病求本"包括两方面的内容。一是要求求出病证的本质，然后针对其本质进行治疗；二是要"以人为本"。根据病情选择"治病救人"或"留人治病"。"治病求本"的科学内涵较多，中医学的灵魂是"治病求本"。主要是指心身合一，形神统一。可以说形神统一的思维方法是中医人文思想的深刻内涵。在当今西医学面临着"科学技术上"的危机，试图由生物医学模式，向生物—心理—社会医学模式转化时，对于人这个特殊的动物来说，中医的形神同辨思维方法，在临床中的应用越来越体现了医学的需要。中医素有"天人相应"的整体观和"内伤七情"的理论。不管是从生理，病理还是从诊断治疗上来说，总离不开神的存在。

中医理论主张天人合一，形与神俱。强调人与自然的统一，人与社会的统一，心身的统一。中医学实现了对人体完整体系的把握，它更科学地揭示了人体的本质。而西医学只能把生命与非生命体区分开，人仍然被当作生命体或动物看待。虽然西方哲学很重视意识的作用，把意识从属物质。现代医学始终不能把意识的概念和作用运用到医学领域，即使重视也无法运用操作。因为现代医学脱胎于所谓的唯物主义。把物质放在第一位，放意识在第二位，认为物质决定意识，而不能把物质和意识等同地重视看待，只重视形体疾病，不重视精神意识。中医学在本质上将人体看成是形气神的统一体，即"物质"〔形体〕和"意识"〔神〕同等重视地统一起来。随着信息论，系统论，控制论的发展和计算机科学，神经科学与心理科学d饿突飞猛进，人们越来越清楚地意识到，人体不仅是一种纯粹的物质存在，而是物质，信息与意识的统一。即中医所说的形气神的统一。因此在对人体生命本质的认识上，现代人越来越倾向于中医学的观点。也就是形气神统一才最符合人体生命本质的存在。

形神同辨在重视望闻问切收集来的有关病在"形体"方面的"证"〔证据〕的同时，也同样重视望闻问切收集来的有关病在"人神"即意方面的证据。即中医所谓喜怒忧思悲恐惊七情表现。中医重视病人在"意"方面的表现，同时要想把握住病人"意"也必须自身做到"意"，也就是悟性。因此中医推崇"医者意也"的思维方式和注重医生的"悟性"。东汉名医郭玉说："医之为言意也，神存于心手之际，可得解，而不可得言也"。以意论医直到王弼盛论"得意忘形""得意忘象"之后，"得意"之论才在医学著作中大为张扬，并成为医生们临证思维之要枢。所谓"得意忘形"，是说明病人在七情致病即"得意"之后，七情会影响到人体内物质代谢紊乱，致形体受病，即"忘形"。神不能正常支配形体。医生要"得意忘形"，即医生要深入了解七情致病的情况，而不仅仅只是了解形体症状，才能了解病"得意忘形"的情况，"得意"成为中医的共同的思维方式，实际上中医所谓"意"即是发挥主观能动性和悟性而升华为创造思维的意蕴，这种思维与病人的"形神"结合起来，使病人康复健康，即达到医"意"的目的。这"医者意也"的过程，其实就是"形神同辨"的过程。属于中医辨证论治的范畴。因此作为高明的中医，应该注重形神同辨，努力实现诊治的心身统一。

（六）方证辨识，开拓临床简捷途径

方证辨识，就是辨识方药与证的对应性。方证对应属中医经验研究范畴，方证对应是辨证论治思维体系的重要组成部分，也是辨证论治的活法。是取得临床疗效的简捷途径。柯韵伯说："仲景之方，因证而设，……见此证便用此方，是仲景活法"。

方证对应是对方剂与证候，两者之间的一种阐释，它强调方与证的对应性。方证对应则如百钧之弩，一举贯的，方证不对应，虽功劲矢疾，去的弥远。在中医方剂中有很多行之有效的经方，成方，其方剂配伍很有其鲜明的特点和理论基础。多为中医学理论精华和长期临床经验密切结合结果。其与特定的证候有较明确的对应关系，而方证对应成为临床取效的前提。有较大的使用价值。方证对应是完整的中医辨证诊疗体系中的一个重要环节。方证对应是方剂与证的治疗当有正确的临床疗效回应和可重复性。"对"是正确、适合之意。"应"是顺应、回应之意。可重复性表示这种"对应性"是经验的。方剂对应的概念表明，临床上每一病证必有一最佳方剂匹配及最优的效果。其核心是与方证的最佳对接过程。所以方证对应研究的内容主要是探索这一过程中已知及为未知的方证间的规律，总结识证，组方，遣药方面的经验，使方与证之间达到固定的最佳组合，从而确保最优疗效。方证对应追求的是疗效，靠的是经验，涉及经验的积累和传承。中医的经验多集中在择方选药定量上，故有"千方易得，一效难求"，"不传之秘在量"等说法。方证对应源于实践而又指导实践，先有前人方证对应的经验，后有辨证论治的理论体系。

临床上单靠辨证论治的方法，有时并不能解决所有的问题，因为辨证论治思维的过程会受到医生的水平，流派经验等多种因素的影响，对于同一种病证不同的医生可能会有不同的辨证结论，即使结论一样，但在治则治法选方用药上又有更多的不同，所以辨证论治必须与方证对应的经验相互配合，相辅相成。辨证论治注重理法方药的连贯性，重在理法，是纲领，是理论基本功，是治病的手段，关注的是过程。方证对应则注重方药与主证或特定性主症的丝丝入扣，重在方证，是"目"属于"用"。是治病的经验，关注的是结果。辨证论治理论需要在方证对应的实践中不断出新，升华。方证对应是历代医家创立构筑的经验传承体系。是中医理论发展的动力。《伤寒论》第317条："病皆与方相应者，乃服之"。《伤寒论》不仅是辨证论治的典范，也是总结传承经验方证对应的专著，所以历代医家都很重视。总之，辨识准方证。用好方证对应，可开拓临床辨证论治的简捷途径。

（七）整局相参，统筹病情主次矛盾

中医学的一大特点就是整体观和辨证论治。因此辨证论治离不开整体观。整体就是统一性和完整性。中医学非常重视人体本身的统一性、完整性及其与自然界的相互关系，它认为人体是一个有机整体，构成人体的组成部分之间，在结构上是不可分割的，在功能上是相互协调，相互为用的，在病理上是相互影响的。同时也认识到人体与自然环境有密切关系，人类在能动地适应自然和改造自然的斗争中，维持着机体的正常生命活动。这种内外环境的统一性，机体自身整体性的思想，称为整体观念。整体观念是唯物论和辨证法思想在中医学中的体现。它贯穿到中医生理、病理、诊法、辨证、治疗等各个方面，因此中医辨证论治始终要注意整体观。

中医学不仅从整体来探索生命活动的规律，而且在分析病证的病理机制时，也首先着眼于整体，着眼于局部病变所引起的整体病理反映。把局部病理变化与整体病理反映统一起来，既重视局部病变和与之直接相关的脏腑经络，又不忽视病变的之脏腑经络对其他脏腑经络产生的影响。

人体的局部与整体是辩证的统一。人体某一局部区域内的病理变化，往往与全身脏腑、气血、阴阳的盛衰有关。由于各脏腑组织、器官在生理、病理上相互联系和影响，就决定了在诊治疾病时，可以通过五官、形体、色脉等外在变化，了解和判断内脏病变，从而做出正确的判断和治疗。

人体是一个有机的整体，治疗局部的病变，也必须从整体出发，才能适当的措施，如心开窍于舌，心与小肠相表里，所以可以用清心泻小肠的方法治疗口舌糜烂。

人类生活在自然界中，自然界存在着人类赖以生存的必要条件。同时，自然界的变化又可以直接或间接地影响人体，而体内相应地方产生反应，属于生理范围内的即是生理的适应性，超过了这个范围，即是病理反应。故曰："人与天地相应也"（《灵枢·邪客》）。"人与天地相参也，与日月相应也"（《灵枢·岁露》）。如人体气血的运行与气候变化的风雨晦明有关，"天温日明，则人血掉液而卫气浮，故血易泻，气易行；天寒日阴，则人血凝泣而卫气沉"（《素问·八正神明论》）。

人体的生理活动和病理变化，是随着四时气候的变化以及地势温度的变化而相应改变的，治疗时应"必先岁气，勿伐天和"（《素问·五常政大论》），而因时、因地、因人制宜。

（八）新旧互察，辨别疾病标本缓急

《四明心法》说："何为新久？有内伤之新，有外感之新。有内伤之久，有外感之久。内伤之新，补之当早；外感之新，散之戒重。如补之迟，迁延成弱矣；散之重，变成他症矣。内伤之久，补之当峻当速；外感之久，散之不可峻不可久不可猛不可速，何也？人之元气有限，病久必伤元气，若再攻之，元气竭矣，真阴亡矣。经云：邪之所凑，其气必虚。又曰：粗工汹汹，以为可攻。此之谓也。"如内伤之久，脾胃虚弱，正气不足，虽有外感之新，外邪不重，仍以本虚为急，扶正则邪自退。《素问·标本病传论》曰："先病而后生中满者治其标""小大不利治其标"。如肝炎、肝硬化（肝着、鼓胀）病人，我们知道"见肝之病，知肝传脾，当先实脾"，因此临床常肝脾并调以治其本，但是如果出现大量腹水，中满较甚，则可"急则治其标"，理气泄水以先治其标。又如不管任何疾病，如果出现小便不利，大便不通，应先通利大小便以先治其标，缓其急。

九、浅谈在辨证论治中的处方、用药艺术

（一）辨证论治中的处方艺术

辨证论治时，处方是非常重要的一环。处方是理法方药之归纳与体现。通过对药物组成的调和，落实到具体的治疗之中，所以处方是连接理论和把握用药的桥梁。处方的组合不仅是医生的基本功之一，而且也是一种艺术。

1. 把握普通治方

所谓普通治方，是指该方能够通治一类疾病之方。例如：平胃散为化湿之通治方；四物汤是补血的通治方；四君子汤是补气的通治方；保和丸为消食导滞的通治方；越鞠丸为舒肝解郁之通治方等等。当通治方的主治范围与病人的病证大体一致时，就可以用通治方或略做加减，这也堪称"粗调"法，如果运用得当，也能获得很好的疗效。

2. 善用专病专方

所谓专病专方，不是针对一类病，而是针对某一个病症所设的方剂，它应用范围较窄，又叫主治方。专治方的配伍和剂量，比较严格精密，如厚朴三物汤和小承气汤，仅药物用量之不同而主治不一。这又称为"微调"。例如：对寒邪犯胃之胃脘痛，用良附丸；对气血两虚之便秘，用新加黄龙汤；对胃有积热之呕吐，用橘皮竹茹汤等，皆有药到病除之效。

3. 巧用经方成方

"治病必求其本"，要"伏其所主，先其所因"只要辨清标与本，病因与病机，不管立方时的初衷如何，皆可派上用场。例如：外科之阳和汤，主治虚寒脱疽骨痹，也可加减治疗虚寒泄泻；又如承气汤，虽用于主治阳明腑实证，若有因气滞而食积所造成的小儿厌食疳积症，也可投小剂量之承气汤。这些正体现了"医之法在是，法之巧亦在是"。

4. 学会守方变方

有人云："治疗慢性病，有方有守，治疗急性病，有胆有识"。治疗慢性病时，应根据病情轻重和病期，决定守方或换方，亦即有守有变。一般是效不更方。尤其是病久的老痼疾，需长时间守方治疗才能获效。当然病情变化或继用原方已不再见效，就应加减药物或改用新方治疗。

（二）辨证与施治用药的关系

俗话说："用药如用兵"，"药不在多，独选其能"。这就要求在诊断过程中，既要诊察疾病的共性，又要注意疾病的特性。例如：同时外感病，必须要鉴别是风寒还是风热。虽然同时外感，而病邪的性质不同而用药就有辛热、辛凉之别。同时还必须透彻了解药物和方剂的气味和性能。这样才能做到针对不同性质的矛盾用不同性质的方法去解决。如发汗药虽能治疗伤寒表实证。但服药之后要使周身微汗，中病即止，否则若过于出汗也会导致伤阴而病情加重。故《素问·五常政大论》云："无使过之，伤其正也"。临床上无论治疗何种疾病都是如此。对于症状复杂的疾病，必须认真思考，找出他的主要矛盾和主要矛盾方向，才能纲举目张，用药击中要害，不要广网原野，茫无头绪，或头疼治头，脚疼医脚，手忙脚乱，顾此失彼，贻误病机。

例如：某患者肝气抑郁不舒，又兼有血虚症状，表现为胁痛，嗳气、面色㿠白，周身倦怠，胸闷太息，心悸少寐等症。这么多症状，当如何下手？在这样复杂情况下，当以脾病为关键，即矛盾的主要方面。因脾虚不运，则便溏不思食；气血化源不足，不能上荣于面，则面色㿠白，少气无力；血不养肝，则肝燥急不舒而胸闷胁痛；肝虚不能疏泄，气机不畅，故嗳气善太息。由于脾主中州是气血津液生化之源，所以当治脾为主，兼养肝气。主要矛盾已解决，次要矛盾也就迎刃而解了。

事物都是在不停地运动，疾病也同样在不断发展变化。因此，方药不能生搬硬套，一成不变。应当对每一种疾病的传变规律有详细的了解，用药才能有的放矢。例如《伤寒论太阳病》："太阳中风，阳浮而阴弱，阳浮者，热自出，阴弱者，汗自出。啬啬恶寒，淅淅恶风，翕翕发热，鼻鸣干呕者桂枝汤主之。"又曰："初服桂枝汤，反烦不解者，先刺风池、风府，却与桂枝汤则愈。"又曰："服桂枝汤，大汗出后，大烦渴不解，脉洪大者，白虎加人参汤主之。"这就是祛太阳中风，服桂枝汤和营卫，当汗出身凉而愈。若不解反见心中烦热者，说明风邪过盛，只用桂枝汤不足助风邪外散，必先刺风池风府，疏通太阳经络，助风邪外出，再用桂枝汤则邪解病愈。若服桂枝汤大汗出而烦渴不解，此为表里均热，可用白虎加人参汤生津和表散热。这是严格掌握了病情的发展变化，采用的不同治疗方法。

（三）辨证论治中的用药艺术

1. 用药应注意人体、地理、时令、性别、老幼之别

地有五方之异，天有四时之变，这些对人体都有不同影响。《素问·五常政大论》："故治病必明天道地理，阴阳更胜，人之寿夭。"张景岳："地势不同则气习有异，故治法亦随之而不一也。"所以用药也要结合具体情况有所选择。老年人体质已衰，用药宜轻，宁可多服几付，也不要过量，以免伤正使病情加重。时令不同，气候有别，春夏气候温热，人感温热之邪所生之外感病，宜用辛凉解表，如银翘、桑菊之类，不宜用辛温麻桂等品。秋冬寒凉，人多感寒凉之邪，所发生的外感病，当以辛温解表，如羌防麻桂之类，而不宜辛凉之品。这就是《素问·六元正纪大论》所说："热无犯热，寒无犯寒"之意。但在个别情况下，春夏也可用温热药，秋冬也可用寒凉药，所以《素问·六元正纪大论》又说："发热不远热，攻里不远寒。"在临床中必须多方思改，详审病情，慎重用药，才能取得满意疗效。故《素问·异法方宜论》："故圣人杂合以治，各得其所宜，故治所以异有病皆愈者，得病之情，知病之大体也。"祖国医学数千年来，积累了许许多多的有效方药，劳动人民与疾病长期做斗争中积累了丰富多彩的宝贵经验的确是一个伟大的宝库，但各方各法都有严格的针对性，临床应用时必须辨明阴阳表里虚实寒热，要因人、因地、因时做到方证相合，不能拘泥原有成方，须随证加减，灵活运用，方能提高疗效，若以一方治疗百病，以一变应万变的治疗方法，虽然也能侥幸治愈几例患者，但终究治不好的占多数。

2. 用药勿伤胃气

《素问·五脏别论》说："胃为水谷之海，五脏之大源也。"胃为后天之本，能受纳水谷，化生精微、气血，是气血生化之源泉，故为水谷之海，所以人以胃气为本，有胃气则生，无胃气则死。

《素问·平人气象论》说："胃者，平人之常气也，人无胃气曰逆，逆者死。"可见胃气在人体的重要性。因五脏六腑四肢百骸必须依赖胃气的旺盛，化生水谷之精气以充养，脏腑得养，精气充盛，则形体健壮，精力充沛，其他脏腑虽病，只要胃气尚存，生机犹在，预后为良，因而治疗疾病自始至终要照顾胃气是十分重要的，在疾病始起的轻浅阶段，胃气尚存未损伤，用药切勿克伐太过，以防止克伐太过而造成坏病。《素问·五常政大论》云"无致邪,无失正,绝人失命。"

例如饮食始滞脾胃,病较轻浅,此时胃气未伤,用轻剂保和丸便可治愈,既能消食,又不伤脾。若用棱、术、硝黄之类攻逐,食消胃伤,反使病情加重。

临床上还有其他脏病影响到胃气,脾胃病反表现突出者,则当以治脾胃为先,使脾胃之气恢复。胃能受纳饮食,他脏得养,疾病也容易治疗。尤其在疾病恢复阶段,更应注意健脾和胃,这是治愈疾病的关键。这些虽是人人皆知的道理,但临床上注意不够,往往难以获得满意疗效。一般来说凡是慢性病或疾病恢复阶段,虽然用药顾护到胃气,但药量宜轻不宜重,药量过重,不仅起不到补养胃气的作用,反而能损伤胃气。所以近代名医蒲辅周老大夫说:"在人体发病之后,胃气已经受到影响,若再以大剂量药物治疗,必然增加胃的负担,使胃气受伤,影响疗效。"这种认识也是很有见地的。

3. 药量要适宜

临床治疗过程中,虽然诊断正确,用药对症,但药物剂量的大小也非常重要,药量不足,固然无效,而药过病所,不仅造成浪费,甚至导致病情加重,或造成药物中毒,反而增加患者的痛苦。所以岳美中大夫说:"中医治病用药的巧处在分量上"。用量的大小要因人、因病而定,以适应病人的体质和病情为宜。患者的体质有强有弱,病位有上有下,因而处方的大小应严格区别,体质壮者,适当用大剂,体质弱者可用小剂,病在上宜轻剂,病在下宜重剂。《素问·至真要大论》云:"补上治上制以缓,补下治下制以急。"若病在上部用大剂,则药过病所直达下焦,不仅达不到治疗疾病的目的,反而伤害下部脏器。病位在下,而药量过轻,则药物缓留上部,不能达于下焦,同样难获满意疗效。故张景岳说:"若病近而大其制,则药胜于病,是谓诛伐太过;病远而小其制,则药不及病,亦犹风马牛不相及耳。"当然制剂大小也有一定的法度。既不能毫无规矩,更不能感情用事。认为药味数多,可以面面俱到,药量重才能疗效高,这种用药方法是错误的。所以《素问·至真要大论》云:"近而奇偶,制小其服也;远而奇偶,制大其服也。大则数少,小则数多,而尽于九,盖数多则分量轻,分量轻则性力薄,而仅仅于近处也。大则数少而止于二,盖少则分量重,分量重则性力专而达深远也。"这就是说,味数多的分量轻,味数少的分量要重,这就是古代制方的法度。

张仲景《伤寒论》中的处方,除鳖甲煎丸、薯蓣丸、升麻鳖甲汤等少数几个处方以外,其他方剂,都不超过十味药,甚至只有三、二味,可是应用于临床,只要辨证准确,投方得当,都能获得满意疗效,这是因为他的处方法度严谨,君臣佐使分明之故。

当前中医界有些同道中,不深入细致的辨证,不考虑方剂的配伍和药物对人体的利弊,只知数多量重,才能取效,有的处方数达二三十味,量重一二斤,这样的用药处方，虽然偶尔也能治愈几例，但终究利少弊多，既浪费药物，又损害了患者的身体。古代名医用药处方，都是以药味精专、用量精当为度，很少有数多而量重者。以张仲景的《伤寒论》中处方来讲，虽然有处方量大者，但折合现在度量衡量并不大，汉之一两约折合现在的三钱多，一剂药物的总剂量折合出现代剂量并不特大。如小柴胡汤，柴胡用量半斤，一剂又分三服，一服只折合出现代的八钱。再如五苓散的服法是：以白饮和，服方寸匕，日三服，多饮暖水汗出愈。一方寸匕草药末，约为 1 克，日三服也只有 3 克。就治疗膀胱蓄水症，如果用量太重，药量超过病位，反而达不到"汗出愈"的目的。

李东垣的组方，药数很多，但等于用轻剂取效。如清暑益气汤，方中 15 味药物，用量最大是黄芪，苍术各一钱五分，用量最小是五味子，只有九粒。全方总量为八钱五分，没有超过一两，但确能取得满意疗效。岳美中老大夫就指出："遣药要学会用轻量。"他治疗妇女妊娠恶阻证，证属温热蕴结、肺胃不和者，反用黄连三、四分以清温热，苏叶二三分以通肺胃，投之多愈。所以用轻量以轻剂恰治上焦之病。若投重剂、药过病所反而无效。蒲辅周曾经推荐，慢性病用煮沸法，即一剂药碾为粗末，每日用数钱煎服，收效也不次于大剂汤药，可见药效与否，不在药量的轻重，而在于选择与疾病相当的适当方药。岳美中还讲："上焦病，皮表病，慢性病，宜用轻量方剂。"治疗上焦疾患用量要轻，煎法不宜久煮，否则药过病所，疗效反差。皮毛和人体之表，都属人体之阳位，非轻剂药物不能达之，慢性病日久体衰，加之长期服药，耗伤正气，不能急于求成，而用药物配成散剂或丸剂，小量服之，促进机体抗病能力的再生，通过渐积，慢慢取效。这是经验之谈，应很好注意。使用轻量方药治疗疾病。所以能收到较好效果，也是前人的实践经验的结晶，我们应当学会这种用药方法，即可避免药物的浪费，减轻病人的负担，又可提高疗效。

我们提倡学习使用轻剂量药物，不等于主张任何疾病都使用轻淡药物，如不分病情缓急，都应用一派的轻描淡写之品，不但不能治病，反能误病，必须区别对待，才能获得满意的疗效。

十、如何学好中医及中医大学生应具备的基本素质

（一）怎样才能够学好中医

1. 必须树立牢固的专业思想

我认为同学们既然考来中医学院上学，那就要求大家安下心来好好学习中医，"既来之，则安之"，学一行，爱一行。在国内，据调查，城乡缺乏中医的地方很多，特别是高级中医人才更是缺乏。中医在群众中还是非常有威信的，所谓"名老

中医"，即是指中医的威信而言，说明中医越老越香。而不说"名老西医"，是因为西医离开医院、离开仪器就可以说束手无策了，特别是现在个体开业，中医更是优势。①从群众尊敬上也可以说明这个问题，俗话说："大夫门前过，请到屋里坐，眼前用不上，是个冷热货"。②再从地位上来说：医生的地位随着技术的高低，可高可低。大夫一般来说，不溜须拍马，都感觉自己的职业良好，再大的官用医生也要说个"请"字。③从经济效益看：医生是饿不着的，只要人们有病，群众有饭吃，大夫就可以生活，但也发不了财，因为医疗卫生事业是福利事业，是"治病救人、救死扶伤"的事业，这是医生的道德。俗话说："穷汉子吃药，富汉子还钱"，意思说：有钱没钱都可以看病。各医院因抢救大街上突发病倒的，因车祸创伤的人太多了，治好后没付住院费就走了，大医院因此每年都要亏空几十万。

中医所有专业（中医、针灸、推拿）不仅在国内吃香、紧俏，而且在国外更加吃香。譬如：全国只有 200 所院校能接收留学生，河南只有 3 所院校，河南中医学院是河南这 3 所院校之一，且全国能接收留学生的学校中医院校占 10%。中医学院毕业的学生出国的都很受欢迎。（不论公派和私派，美国、日本、加拿大、意大利等）在国外都是大款或大腕。

中医中药前途还是广阔的，不仅在中国，而且在世界 130 多个国家和地区，都在不断深入人心。很多国家对中医机构，纷纷通过立法途径加以管理规范。部分国家已将中医中药纳入医疗保险范畴，对中医师、中药师正在进行注册。有些国家还成立了中医药监管局，据不完全统计，中国针灸已传播到 140 多个国家，中药出口已达到 130 多个国家，每年的中药流通量达上百亿美元。世界卫生组织在世界各地设立了近 30 个传统医学合作中心，其中 7 个在中国。在我国学习自然科学的留学生人数中，学习中医药的每年来始终位居第一。再譬如 2008 年北京奥运会期间，中医门诊最热，医生最忙，上午 8 点上班，夜里 11 点还下不了班。根据以上事例可以充分地认识到，中医的前途是光明的。希望你们学习中医要有信心、有决心，持之以恒、锲而不舍，要有勇气去追求，干它一辈子。

总之，学医这个专业，我认为是非常好的。对于那些不愿意学医的学生，是他们的眼光短浅，对此我深表遗憾；对于志愿学医的，愿意成为一个"救死扶伤、实行社会广义的人道主义"的同学，我特别欢迎，我为你们选择了这个好专业，而倍感钦佩、自豪，说明你们有高瞻远瞩的眼光（国外最吃香的是医生和律师）。故此奉劝你们要巩固专业思想，不要朝三暮四，忽冷忽热，不管别人怎么说，要坚定信心，立志学成一个"高级中医师"，不论以后出国留学，出国开诊所，或在国内行医来为人民服务等，都是取之不尽，用之不完的"本钱"。

2. 要掌握学习中医的技巧

要学习好中医，首先要树立牢固的专业思想基础，打好坚固的理论基础，才能够学好这门科学。具体来讲，就是首先要了解中医的三大特征：

中医的理论特征：中医在其漫长的形成和发展道路上，造就了独特的理论体系，在医学的基础上又具有了文学性、史学性和哲学性。例如一开始就讲阴阳五行学说，使传统的神权医学转变为哲学医，这是中医学第一个划时代的转折，宏观宇宙重共性，多思辨的朴素的唯物主义在医学中的应用，使中医学的思路更加开阔，具有了哲学性。中医理论悠久，它是 2000 多年前，春秋战国时期，根据时代不同、社会背景不同，经过群众在与疾病做斗争经验总结的基础上，逐渐发展起来的一套医学理论，因此它具有了史学性。而医与文是自始至终紧密相连的，所谓"大医必大儒"，"不为良相、愿为良医"的古语，就体现了文与医的关系，而且在《春秋》《左转》等书中，都或多或少的渗透着中医学的内容，中医理论的文学性就不言而喻了。例如《红楼梦》中的曹雪芹就懂中医，现在讲授的医古文多是古代医家的杰作。

中医的学科特征：中医是在历史漫长的发展过程中，由无数个医学家不断发展、修正、补充、完善起来的，它是思维与经验紧密结合、互相渗透的结果，其理论内涵有社会科学的特征，其应用蕴含有自然科学的特征，因此，它是介于社会科学与自然科学之间，既有思维科学，又有实验科学的一门独特的理论体系，故其思维的抽象性和实用的经验性，决定了中医的学科特征。

中医的职业特征：医学是以救死扶伤为宗旨的服务性职业，因而它所接触的是社会各阶层的人群，尤其作为一个中医，是集治疗学、营养学、养生学、行为医学等为一体的综合学科。不同年龄、不同性别、不同性格、不同心理状态的患者，需要利用不同的接待方式和不同的治疗方法。因此，其职业反映出一个接触范围广、病症复杂、治疗多样的特征。为适应这种职业特征，作为一个中医药工作者，必须具备有丰富的基础理论、广阔的社会知识、扎实的临床技能、高尚的职业道德、良好的医疗作风。否则，你就当不了名医，既是当了名医，也不是一个群众满意的医生。

从学习方式上、思想上必须完成三个转变：

思维方式的转变：在中学时代，你们是以逻辑思维方式接受和消化知识的。无论是数学、物理或化学，都是以初级的定理、公式来推演更高一级的定理、公式。这是从"因为"到"所以"的论证，大都需要逻辑思维方式。而中医理论则不然，从阴阳五行的取类比象理论，到脏腑经络的生理功能和病理反映，都是以抽象的思维方式来接纳和消化知识的。它与现代的生理、病理学直观表述截然不同。所以要学好中医学，就必须转变思维方式，即逻辑思维方式向抽象思维方式的转变。

学习方式的转变：中学时代，学校追求升学率，家长望子成龙。不论压力是来自于直接或间接，大部分学生是处于被动状态。当学生一考入大学，不论家长或学生笔者，都有一种"船到码头，车到站"的感觉。在大学的时间是以自学为主的主动学习方式，如果同学们不改变过去的学习方式，就会感觉到无书可读，无事可做。因此，学习方式的转变是中医院校大学生学好全部课程的基础。从被动地完成作业到主动的渴求知识，从师长催促读书到学生找书去读。这是大学与中学两个时代截然不同的学习方式。如果能够迅速转变学习方式，就会很快适应大学生活。

学习目的的转变：中学时期，你们的学习目的很明确，即是为了升入大学。所以能否榜上有名，决定了学生的学习状态，一旦考上大学，就把中学时期的刻苦努力丢得无影无踪了。这种以升学为目的的学习动机，势必在升入大学后，给学习带来影响。从单纯追求升学为学习目的，向学习知识、服务人类的目的转变，是一个较长的过程。同学们要想圆满完成学习任务，就必须尽早转变学习目的，只有转变了学习目的，才能自觉的、扎实的学好理论。而只有牢固的掌握了系统的理论，才能逐步从"学"向"用"过渡。

3. 要有良好的学习态度和科学的学习方法

（1）学习态度

上学是个吃苦的过程。古人曰："十年寒窗苦"，"不吃苦中苦，难得甜上甜"等。这都说明上学不是享福的事情。可以说你一个人上学，全家都在支持你，都在付出艰辛和代价。譬如你家庭的开支增加了，但生活水平下降了。有工资的爸妈会更节俭，没有工资的爸妈会更辛苦，甚至全家会采取一切办法（如出外打工，卖东西）为你挣钱，供应你上学。所以，你来上学是不容易的。你考上大学有今天，对你自己来说，也是不容易的。我劝你要重视今天，"今天是现实，明天是未来，昨天已经过去"，只有重视今天，才有光明的明天。千万不要认为考上了大学，就自然而然的有光明的明天，那是自欺欺人的。你必须生活上勤俭，不吸烟、不酗酒，穿戴上过得去就行，但学习上要努力，争取一切可以利用的时间。和同学们比学习，不要比吃穿。工作上向高水平看齐，生活上向低水平看齐。知识要广阔，开卷有益，功夫是不会白费的。古人云："多读书，多明礼仪，少饮酒，少惹是非"。品德要端正，因为我们是学医的，这个专业的思想道德比任何专业要求都高。群众都知道"吃药不瞒大夫"，毛主席也曾要求我们"要有革命的人道主义精神"，意思是说：医生应该是一个高尚的、有道德的人，否则就没有资格当医生。千万不能学那些坑蒙拐骗、道德败坏的庸医或者是假医生，本事不大，骗人技术不低。

要求同学们在这五年的大学学习过程中，要对得起父母、对得起自己、对得起老师、对得起学校、对得起关心和支持你的每一个人。并且要求同学们要互相帮助、互敬互爱、尊师爱长、救济困难的同学，要能帮多少，就帮助多少。古人有这么一句话："处富贵之地，要知贫贱的痛痒；当少壮之日，需念衰老的辛酸；居安乐之场，当体患难人景况；处旁观之地，要知居内人苦心"。当然被帮助的同学更不能讲吃、喝、穿、戴，要对得起帮助过你的人。大家都要团结起来，携手并进，共同完成这五年的大学学业。

（2）学习方法

关于学习方法上，我想你们要有自控性，自觉学习，自己安排好时间，什么时候学习？复习什么课程？要自己给自己加压，大庆人有一句话："井没有压力不出油，人没有压力轻飘飘"。关于具体的学习方法，我谈谈我上大学时的方法，请你们做个参考。

①先把讲义上的内容搞通，然后再参考其他参考书，不懂就要问，或者把问题反映给课代表，让其向老师汇报，争取再次解答。

②有些需要背的内容，必须死记硬背，书读百遍，其意自见。

③抓住重点，分清主次，要知道哪些内容是要重点掌握的，哪些内容是要一般掌握和了解的。

④可以组织讨论，以小组为单位，或2～3人自由结合。

⑤合理利用自己的时间，复习和预习结合起来，早晨背，晚上看。

⑥掌握总复习技巧，先通读，后逐渐取舍，到接近考试时再看重点的重点。

⑦记忆的技巧，如学习中药，看目录，掌握共同点、不同点，方歌也可以编成顺口溜背诵。

⑧做到"三勤"，建立背诵内容的小记录本，手不释卷，有时间都看，如买饭排队时都不离手。

⑨交流学习方法，可在全班交流，或在全组交流，或1～2个人个别交流。

⑩可形象比喻，如三仁汤（三人爬竹竿，扑通滑下来）、阳和汤（熟鹿肉，白麻干，再加生姜冒冒烟），这样能加强记忆。

（3）实习方法

①先背150～200个方剂，以便应付给老师抄方，把中医基础理论讲义，从头到尾的复习一遍，以便理论与实践结合起来；再把中医诊断的望、闻、问、切、脉象、诊断方法等仔细复习1～2遍。

②把内科、中医诊断这两本讲义带着，手不离卷的看，好了解内科所讲的病证与门诊病证对号。

③准备个小本子，作为临床实习记录，甚至于老师说的话，可能就是"医话"，要立即记下来，下班时整理成笔记。

④多留心看看老师是怎样接诊的？怎样问病的？怎样辨舌、辨苔的？各位老师各有各的诊断方法，甚至是书本上没有的。

⑤注意复诊病人反映，如果治疗效果特别好，你应该在笔记本上记个记号，把该方、证记下来。不懂的时候，等老师闲了问问老师。

⑥了解每一位老师的用药特色和治疗某一个疾病的好经验，实习结束时认真

总结。

⑦做到三勤：手勤、嘴勤、腿勤，但不要说过多闲话。

⑧学习老师的医德、医话、医技。学习老师是如何处理医患关系的，对有些疑难病、难缠的病人是怎样处理的，对有些贫穷人看病是怎样用药的。

⑨做毕业实习结束后，建议全班把每个学生的实习经验汇总起来，做一个《临床实习经验汇编》小册子，每个学生发一本。这样既起到了互相交流，互相学习，又起到了保存资料的作用。

⑩要尊敬老师，爱护病人，不迟到、不早退，有事请假，不要随便不参加实习，不重视实习，因为毕业后就没有这样的机会了。和带教老师搞好关系，因为老师为人不等，禀性不一，各有各的脾气，老师批评你也没什么？说不定批评你的老师，才是真正负责的老师。

（二）现代大学生应具备的基本素质

一个合格的大学生，或者说符合现代社会要求的大学生，我认为应该具备以下五方面的素质：

1. 应该具备广阔的人文精神素质

我国的大学生人文精神素质都比较差，这不怨学生本身，原因在于我国的教育思想和教育观念问题。目前我国在教育上存在有三大方面的缺点：

过弱的人文陶冶（陶冶学生的情操过弱）。

过窄的专业教育（强调考什么专业，就学什么专业）。

过强的共性制约（全国大学基本模式一样）。

为什么会出现这些缺点呢？这与中国的办学思想有关。我国的高校有世代沿袭的封建教育思想、近代的资产阶级教育思想以及前苏联的教育思想。封建的教育思想是强调的规范继承，资产阶级的教育思想是强调的个人解放，前苏联的教育思想强调的是专业教育。总之，都忽视了人文教育，尤其是前苏联的教育思想和方法，对我国影响最深。所以我国教育部要求，要转变教育思想和教育观念，特别是人文精神教育，要立即跟上去，补上来。

那么人文精神教育的内涵是什么呢？概括起来有以下四点：

一是人与自然的关系：譬如刮风下雨是怎么回事？人是怎样演变过来的？社会和自然是如何协调发展的？以及古往今来的一切历史事件，都需要学生了解。再如日本为什么要侵略中国？学生了解的就不透彻，或者根本不了解。这些现象的出现就是我国的教育思想、教育观念或教学方法上的问题，换句话说就是人文素质教育没有跟上去的表现。

二是人与社会的关系：如人身的社会价值、个人价值，人在社会上的贡献大小，个人待遇都应该对自己有个正确的估价。例如：克林顿总统曾经说过"邓小平是近20年来世界级的伟人"。这就是克林顿对邓小平所做出的贡献价值的评价。爱因斯坦在谈及人生的价值时也说过"人生的价值，应该看他贡献什么，而不是看他取得什么"。有的领导在某地某单位，就不是当官一任，造福一方，而是当官一任，受贿多多。自己取得的不少，哪能算人生价值？

三是人与他人的关系：这一条做好了是成功的关键。日笔者认为："从个体讲，三个日笔者不如一个中国人；从群体讲，三个中国人不如一个日笔者"。这就说明中国人好钩心斗角，在群体关系上不行，这也说明在人与他人的关系上处理不好。所以中国共产党经常要求我们：要团结，不要分裂；要与人为善，要助人为乐。布兰登有一句格言："人生至善，就是对生活乐观，对工作愉快，对事业兴奋"。

四是人与自己的关系：一个人要在社会上、人群中摆正位置，知己知彼，有自知之明。并且在各种欲望面前，要善于控制自己，不要好处都自己捞。有些领导大名小名、大利小利都首先想到自己，可以说是唯名是图、唯利是图。

以上四条，最重要的是第二条—人与社会的关系，最难做到的是第三条—人与他人的关系。

2. 应该具备良好的科学素养

如搞科研，要会立题、会实验、会统计、会总结、会写论文等。如果不会，这说明科研素质差。

3. 应该具备扎实的专业知识

如咱们学习中医，你要把中医的各门理论和临床各科学好、学扎实，因为这是你的专业，如果基础理论你没学好，或者考试不及格，理法方药你不会，稀里糊涂毕业了，毕业了不会开中药方，不会辨证论治，不会看病，有的还不如个赤脚医生，那算什么中医大学生？

4. 大学生应该具备的五种基本技能

自学能力：如自学方法正确，自学态度端正。

选择能力：如能去粗取精、去伪存真，能吸取其精华，去其糟粕。

思维能力：如能分析、综合、总结一切学过的东西。

研究能力：如能探索未来、未知，有不断创新的能力。

表达能力：如口头表达、文字表达、计算机表达、外语表达的能力。

只有具备这五种能力，才能达到一个新时代的要求。

5. 大学生应具备的心理和身体素质

如从高中到大学；从学习数、理、化到学习中医中药；从县市到省里；从学习、吃住都离家很近，到学习、吃住离家很远；从衣食住行由父母包办，到衣食住行都由自己管理等等，如此这些都能适应否？

一个日本学者认为：一个人第一要有自信心、自尊心；第二要有进取心，不断要求进步和发展；第三要有弹性，即具有不屈不挠的精神；第四要有独立性、自觉性；第五能正确认识现实；第六有支配环境的能力，能适应环境的变化，有解决问题的能力，否则就是精神不健康，换句话说就是心理素质差。（如联合国向我们国家要文官，要求报送的人必须换过五个工作岗位以上，这说明联合国也看重其工作人员适应新环境的能力）。